Ruth Raspe

Homöopathische
Eselsbrücken
Band 2

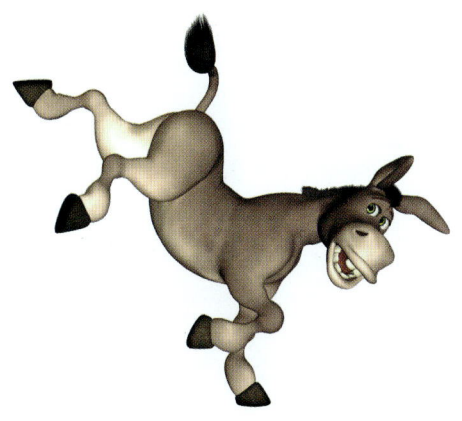

Ruth Raspe

Homöopathische Eselsbrücken

Band 2

Homöopathie in Merksätzen

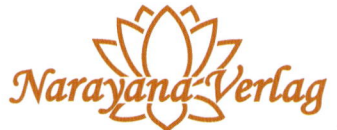

Narayana Verlag

Widmung

Für meinen geliebten Mann Walter. Ich wünsche uns weiterhin noch viele Jahre der Liebe und des gemeinsamen Wachstums.

Inhaltsverzeichnis

Geleitwort 5
Vorwort 6
Hinweise zur Selbstmedikation 7
Einnahmehinweise 7
Gebrauchsanleitung 9

Arzneimittel

Abrotanum 10
Adamas 12
Aethusa cynapium 14
Agaricus muscarius 16
Agnus castus 19
Alcoholus 20
Allium sativum 22
Aloe socotrina 24
Ambra grisea 26
Anacardium orientale 28
Androctonus amurreuxi hebraeus 30
Anthracinum 33
Antimonium crudum 35
Apis regina 37
Apisinum 38
Aquila-chrysaetos-Feder.......................................40
Aquilega vulgaris 42
Aranea diadema 43
Argentum metallicum 45
Aspergillus niger 47
Asterias rubens 49
Aurum metallicum 51
Aurum muriaticum 53
Bambusa arundinacea 55
Barium phosphoricum 57

Borax veneta 59
Borrelia-Nosode 61
Bothrops lanceolatus 62
Bufo rana 63
Cactus grandiflorus 65
Calcium silicata 67
Candida albicans 69
Cannabis indica 70
Cannabis sativa 72
Capsicum annuum 73
Carbo animalis 75
Chelidonium majus 77
Chocolate 79
Cholesterinum 81
Cicuta virosa 83
Cina..85
Coca 87
Colchicum autumnale..............................88
Corallium rubrum....................................90
Crataegus oxyacantha 92
Cuprum metallicum.................................93
Curare woorari 95
Digitalis purpurea....................................97
Drosera rotundifolia 99
Dulcamara 101
Eifel lava 103
Elaps corallinus 105
Ferrum metallicum 107
Flor de pieda 109
Formica rufa 110
Fragaria vesca..112
FSME-Nosode 114
Fucus vesiculosus....................................115
Gratiola officinalis 116
Guajacum 118

Gunpowder 120
Hedera helix 121
Hekla lava 123
Helix tosta 124
Helleborus niger 125
Hura brasiliensis 127
Hydrastis canadensis 129
Hydrogenium 131
Kalium bromatum 133
Kalium nitricum 135
Latrodectus mactans 137
Laurocerasus 139
Luffa operculata 141
Luna 143
Lyssinum 145
Malaria officinalis 147
Mandragora e radice 149
Mezereum 151
Millefolium 153
Morphinum 155
Naja tripudians 157
Natrium phosphoricum 159
Opium 161
Palladium 163
Pertussinum 165
Petroleum 166
Petroselinum sativum 168
Physostigma venenosum 170
Phytolacca decandra 172
Plutonium muriaticum 174
Plutonium nitricum 176
Positronium 178
Pulex 180
Pyrogenium 182
Rhododendron aureum 184

Rosa damascena 186
Ruta graveolens 188
Sabina 190
Salvia officinalis 191
Sambucus nigra 192
Scarlatinum 194
Scirrhinum 195
Secale cornutum 196
Senega 198
Sol 200
Spermium 202
Spongia marina tosta 204
Tarentula hispanica 205
Terebinthinae oleum 207
Theridion 209
Thyreoidinum/Glandulae Thyreoidea 211
Urtica urens 213
Vespa 214
Viola odorata 216
Viola tricolor 218
Vipera berus 220
White marble 222
X-Ray 224
Yohimbinum 226
Zincum metallicum 227

Anhang
Autorin 230
Kontakt 231
Quellen 232
Abbildungsverzeichnis 232
Arzneimittelverzeichnis 233
Stichwortverzeichnis 236
Impressum 243

Geleitwort

Es ist mir eine Ehre und Freude, ein Geleitwort zu den zweiten Eselsbrücken zu schreiben, denn hier geht es nicht nur um die Feststellung, „Aha, da gibt es auch weniger bekannte Mittel nachzuschlagen". Das befriedigt zwar den Konsum in der Homöopathie nach immer noch mehr Arzneien. Das ist auch gut so, denn, so wie sich immer neue Krankheiten je nach Epoche bzw. Zeitgeist entwickeln, wird auch dazu passend die Wissenschaft der Arzneien vorangebracht, indem immer neue Substanzen geprüft werden. Was aber darüber hinaus die Eselsbrücken von Ruth Raspe auszeichnet und mich begeistert, ist das WIE der Zugehensweise, nämlich kreativ, mutig, klar, einfach. Es bilden sich keine verkünstelten, linkshirnigen Brücken, sondern tatsächliche Assoziationshilfen, solide Gedächtnisstützen und Bilder.

In der Homöopathie geistert immer noch die Vorstellung von kleinen und großen Mitteln herum. Wenn ein Mittel umfassend wirkt, ist es mitnichten klein, sondern ein großer Volltreffer. Nicht die Quantität der Symptomvorbilder in einem Arzneibild ist entscheidend, vielmehr die Qualität der Wirkung. Andererseits kann ein Polychrest komplett danebengehen. Ist es deshalb klein? Erfreulicherweise bieten die Eselsbrücken die Toleranz, die den homöopathischen Arzneien gebührt. Die weniger bekannten unter ihnen halten uns Homöopathen flexibel und kreativ.

Schließlich ist noch der feine Humor zu würdigen, der die Mitteldarstellung von Ruth Raspe durchfließt. Das lässt hoffen, dass der Humor mehr Boden in der Homöopathie gewinnt.

Dr. Rosina Sonnenschmidt,
Heilpraktikerin und 1. Vorsitzende von
Humorcare e.V. Deutschland–Österreich

Vorwort

Liebe Leserin, lieber Leser!

Hier nun endlich der zweite Band der
Eselsbrücken. Im ersten Teil habe ich die
gängigsten Arzneien der Materia medica
beschrieben.

Da es nun mal keine Zufälle gibt, begegneten
mir während der Niederschrift dieses Buches
einige der selteneren und heftigeren Mittel auch
aktuell – wie so oft – in meiner Praxis. Während
der Bearbeitung einiger Mittel für Apoplex
und Schlaganfall, durfte ich in meiner eigenen
Familie einen Apoplex begleiten. Es war eine
schwierige, aber auch lehrreiche Zeit, verbunden
mit der Empfindung großer Dankbarkeit, in
der ich die Homöopathie besonders schätzen
lernte. Es ist wunderbar zu erleben, wie die
Homöopathie in hoch akuten Situationen hilft.

Viel Spaß mit den neuen Eselsbrücken wünscht
Ihnen

Ruth Raspe

Hinweise zur Selbstmedikation

Dieser Ratgeber ist nicht als Ersatz für eine ärztliche Behandlung gedacht. Im Zweifelsfall sollte immer ein Heilpraktiker oder Arzt aufgesucht werden. Bei der Anwendung der Mittel sollten die eigenen Grenzen erkannt werden. Bei bedrohlichen Erkrankungen ist unbedingt ein Arzt aufzusuchen.

Einnahmehinweise

„Erstes Mittel der Wahl" bedeutet: Dieses Mittel ist in der Regel angezeigt. Falls es nicht hilft, wird eine andere Potenz oder ein anderes Mittel benötigt. Wenden Sie sich im Zweifelsfall an einen Heilpraktiker oder Arzt, der die klassische Homöopathie ausübt.

Die homöopathischen Mittel werden in folgenden Potenzen eingesetzt:
- Organotrop: D2-12
- Ansonsten: C6, C12, C30, C200 (C1000) sowie LM-Potenzen

Anfänger sollten in der Regel die niedrigeren Potenzen (C und D 4 bis 12) wählen. Verstärkt wird die Mittelwirkung durch eine Erhöhung der Potenz oder die Wiederholung des Mittels. Akute Situationen benötigen höhere Potenzen oder häufigere Wiederholung. Mehr Globuli verstärken die Wirkung nicht, da es sich bei der Homöopathie um eine Information physikalischer Art und nicht um einen chemischen Wirkstoff handelt.

❶ Merke

Generell gilt: Je akuter die Situation oder je lauter der Schmerzensschrei, um so öfter muss wiederholt werden oder um so höher die Potenzwahl sein!

Einige Mittel erfordern besondere Einnahmeanweisungen – diese finden sich in der Regel unter der Rubrik „Tipp".

Bei einigen Arzneimitteln konnten nicht immer alle Merkmale und Symptome aufgeführt werden, hier handelt es sich um wenig geprüfte Mittel.

Gebrauchsanleitung

Arzneimittelname
Abkürzung
Deutscher Name

Eselsbrücken
und
Merksätze

Geistige Merkmale

Körperliche Merkmale

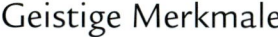 **Leitsymptome des Mittels**

😊 *Modalitäten:* **das bessert**

☹️ *Modalitäten:* **das verschlechtert**

💡 Besondere Tipps

😉 *Literaturhinweise, Filme, Personen.*

Abrotanum

Abrot.

Eberraute

„Wurmmittel!"

„Mit Durchfall geht es mir super!"

„Ich kann mich nicht bewegen!"

„Ich nehm' ab trotz guten Essens und Heißhunger!"

KURZ ANGEBUNDEN. Gewichtsverlust (Marasmus, Abmagerung) trotz Heißhungers und guten Essens aber auch Appetitlosigkeit. Empfindliche Reaktion auf Unterdrückung von Absonderungen. Geistige Schwäche führt zu Reizbarkeit, schlechter Laune.

Dünne Beine – dicker Bauch! Schwäche, Appetitlosigkeit, Schwellung der Lymphknoten. Schwäche, besonders der Beine. Rheuma: Erst Schmerz, dann Schwellung.

⚠️ **Nahrung wird nicht verdaut. Runzlige Haut und Greisengesicht bei Kindern. Säuglinge mit mageren Beinchen und faltigem Gesicht, Nabelnässen. Rheumatismus infolge unterdrückter Absonderungen. Speisen passieren unverdaut. Verlangen nach Brot, gekocht in Milch.**

🙂 **Wenn Absonderungen wieder einsetzen. Bewegung.**

🙁 **Unterdrückung von Absonderungen. Kalte Luft.**

💡 Zur Rekonvaleszenz bei anämischen, kachektischen Kindern und Jugendlichen.
Bei Tieren: Nach chemischer Entwurmung zur Regeneration der Darmflora, D4 zwei Wochen lang eine Gabe am Tag.

Adamas

Adam.

Diamant

„Höchste Selbstkontrolle!"

„Der Raum gefriert, wenn Adamas eintritt!"

„KNALLHART – EISKALT – REIN – KLAR!"

„Ich nehme das Unmögliche in Angriff!"

„Jetzt schaff'ich das erst recht allein!"

„Erbringt Höchstleitung unter Druck!"

Apartheid. Selfmademan. Nimmt Unmögliches in Angriff. Workaholic bis zum Zusammenbruch. Höchste Selbstkontrolle. Bedingungslose Gerechtigkeit. Ausbeutung. Frühkindliche Traumatisierung führt zu Unnahbarkeit und Perfektion. Ausgeprägtes Gefühl der Minderwertigkeit wird durch harte Methodik überspielt. Herablassend. Kritiksucht. Sehr analytisch.

Starke Gewichtszunahme. Gefühl von (Diamant-)Staub in den Augen. Schlafsucht/Schlaflosigkeit. Druckgefühl am Kopf durch enge Kleidung oder enge Schuhe.

⚠️ **Gefühl, man balanciere einen Elefanten auf dem Kopf. Große Empfindlichkeit gegen Erschütterung. Schnell, präzise, spontan. Bringt die Dinge auf den Punkt.**

🙂 **Ruhe. Meditation, Musik, Weinen. Wenn angesprochen.**

🙁 **Ruhe. Kummer, Enttäuschung. Schreck. Fasten. Alkohol.**

💡 Gutes Mittel für Menschen mit einer harten, leistungsorientierten Erziehung.

😉 *Diamonds are forever! Blood Diamond (mit Leonardo DiCaprio). Unser Weg in die Freiheit (Nelson Mandela). Das Gleichnis vom verlorenen Sohn (Lukas 15, 11-3'2).*

Aethusa cynapium

Aeth.

Narrenpetersilie, Hundspetersilie, Gartenschierling

„HARTE SCHALE –
WEICHER KERN!"

„Ich liebe meine Tiere,
spreche mit ihnen und
leide mit jedem meiner
Tiere mit!"

„Narrenpetersilie =
Narrenmedizin: Ich kann
nicht denken beim Lernen,
es geht nichts in meinen
Kopf rein."

Muss immer etwas zum Knabbern haben. Furcht vor Narkose oder dem Einschlafen, nicht wieder aufzuwachen. Tendenz, sich von Gesellschaft zurückzuziehen. Redet mit seinen Tieren, hat viele Tiere.

Tiersammler, pathologische Tierliebe *(DD: Med., TUB., Nat-m.)*. Kind sieht Ratten, Hunde, Katzen, Mäuse im Zimmer.

Verwelkt aussehende Neugeborene. Sommerdurchfall bei Kindern mit Erbrechen und Durchfall. Unverträglichkeit von Milch, sofortiges Erbrechen. Pylorusstenose! Krämpfe. Heftiger Krankheitsbeginn und -verlauf. Unverträglichkeit von (Mutter-)Milch.

Konzentrationsstörung der Kinder beim Lernen. Anhaltendes Essen verursacht Verdauungsstörung. Isst weiter trotz Erbrechen – kapiert nicht, dass es ihm schadet.

Gehen im Freien, Gesellschaft.

Sommer, Wärme (Sonne). 3.00-4.00 Uhr morgens. MILCH. Vor einer Prüfung.

Bewährt bei Krämpfen, Brechdurchfällen und angeborener oder erworbener Verengung im Bereich des Magenausgangs, Pylorusstenose.

Agaricus muscarius

Agar.

Fliegenpilz

„Hexenverfolgung!"

„Ausgerasteter, kleiner, roter Giftzwerg!"

„Ich hab' wahnsinnige Prüfungsangst!"

„Gefühl von Eisnadeln oder heißen Nadeln am ganzen Körper!"

Reimen. Grimassen. Veitstanz. Redet und singt sehr viel, antwortet nicht auf Fragen. Gähnen! Farb- und Größenwahrnehmung gestört. Außerkörperliche Erfahrungen. Folgen schrecklicher Traumata. Rachsüchtig. Nachtragend. Todesfaszination.

Vier Stadien der toxischen Wirkung auf das Gehirn:

1. Gesteigerte Fröhlichkeit, leichte Stimulation.
2. Deutliche Vergiftung: Enorme körperliche Kraft. Übertriebene Fröhlichkeit im Weiteren mit Melancholie. Gestörte Größenwahrnehmung. Vermehrtes Zucken.
3. Wut, Schreien, Rasen, Selbstverletzung.
4. Verwirrung, Delirium, Depression

Gähnen. Pupillen erweitert und/oder verengt. Epilepsie. Entwicklungsverzögerung bei Kindern. Tremor. Multiple Sklerose. Nystagmus. Gesichtsmuskelzuckung, Kopfschmerz, Sonnenstichfolgen.

❗ **Symptome erscheinen diagonal. Ungeschickt. Husten endet mit Niesen, was bessert. Husten hört erst nach Entleerung der vollen Blase auf. Kleines erscheint riesig. Tic.**

🙂 **SEHR langsames Gehen. Sanfte Bewegung. Im Schlaf.**

🙁 **Nach Koitus. Wenn MÜDE. Morgens.**

Antidotiert Auswirkungen des Missbrauchs alkoholischer Getränke.
Hat bei HP-Prüfung die Prüfungsangst genommen (Praxiserfahrung).
Wenn Tuberculinum (bei TB mit Lungensymptomen) verschlimmert, hilft Agaricus.
Großes Mittel bei Kopfschmerz!

 Kleine Stämmige Menschen mit roten Haaren.
Rumpelstilzchen:
Heute back ich, morgen brau ich,
übermorgen hol ich der Königin ihr Kind;
ach, wie gut dass niemand weiß,
dass ich Rumpelstilzchen heiß!

Agnus castus

Agn.

Mönchspfeffer

„Beschwerden durch zölibatäre Lebensweise!"

Glaubt Hering oder Moschus zu riechen (Kent, Jahr). Der ‚erschöpfte Lebemann'. Selbstverachtung. Vorzeitig gealtert. Todesahnung. Angst um die Gesundheit. Verachtet sich (Kent).

Geschlechtsorgane. Prämenstruelles Syndrom (PMS). Wechseljahrbeschwerden. Sehr erweiterte Pupillen. Gonorrhö. Unfruchtbarkeit.

⚠️ **Sterilität. Sexuelles Verlangen fehlt. Nagendes Jucken. Pupillen erweitert. Fehlende Milchbildung in der Stillzeit.**

🙂 **Lesen.**

☹️ **Unterdrückung sexuellen Verlangens. Sexuelle Exzesse.**

💡 Prämenstruell bedingter Herpes. Wird in der Phytotherapie als Repellent gegen Zecken oder Blutsauger empfohlen.

😉 *Keuschbaum, -lamm (griech. Mythologie). Mönch.*

Alcoholus

Alco.

Äthylalkohol

„Abhängigkeit!"

„Co-Abhängigkeit!"

„In meiner Familie gehört das Trinken dazu!"

„Beziehung? – Bekomm' ich nicht hin!"

„Wenn's mir gut geht, nehm' ich einen, wenn's mir schlecht geht auch!"

„Ich muss trinken, damit ich vergesse, dass ich mich schäme, weil ich trinke!" (frei nach Seideneder). "Wenn ich trinke, hab' ich keine Sorgen!" In der Sucht liegt die Suche nach der Mutter": Fehlende Muttermilch/-liebe. Ersatz dafür: Zucker, oft Einstiegsdroge. Alkoholkrankheit. Gebrochene Persönlichkeit.

Alkoholkrankheit. Körperliche Alkoholfolgen. Leberstörungen mit Parenchymschädigung. Subikterus. Leberzirrhose, hyper- oder atrophisch.

⚠️ **Verlangen nach Stimulanzien. Fettige Degeneration innerer Organe. Zuckungen. Wenig geprüftes Mittel!**

🙂 **Alkohol. Wenn allein, im Bett, in der Ruhe.**

🙁 **Alkohol.**

💡 Sollte u. a. als Unterstützung der Konstitutionstherapie bei Alkoholkrankheit bedacht werden. Vorsicht: Bringt die eigentlichen Probleme hervor. Alkoholkrankheit auslösendes Urtrauma in der Vorgeschichte des Patienten beachten.

😉 *Der Trinker (Hans Fallada). Harald Juhnke.*

Allium sativum

All-s.

Knoblauch

„Ich weiß nicht, was
ich wil!"

„Ich werde immer
depressiv, wenn ich zu viel
gegessen habe!"

„Ich liebe Knoblauch!"

„ . . . – aber vertrage ihn
nicht!"

Empfindlich, reizbar, ungeduldig. Schwer zufrieden-
zustellen, da er oft nicht weiß, was er will. Überfüllter Magen macht depressiv. Großer Appetit,
unersättliche Genussmenschen, die viel mehr essen,
v. a. Fleisch, als sie trinken. Wenn er länger auf etwas
schaut, wird ihm schwindelig.

Treibt Würmer aus. Verdauungsschwäche. Arteriosklerose. Bluthochdruck, Durchblutungsstörungen. Unvollständige, übel riechende Flatulenz.

⚠️ **Psoasmuskel wie zu kurz, kann Beine nicht strecken. Rheumatismus der Hüfte. Blasse Zunge, rote Papillen.**

🙂 **Gekrümmtes Sitzen.**

🙁 **Auftreten beim Gehen. Schwere Mahlzeiten. Voller Magen.**

💡 Wirkt auf die Schleimhäute des Verdauungstrakts. Bei Knoblauchunverträglichkeit D4 versuchsweise oder zur Gesundheitsvorsorge (Alternative zur Knoblauchzehe, wenn man der Ausdünstung entgehen möchte).

😉 *Dracula (Bram Stoker).*

Aloe socotrina

Aloe

Aloe

> „Äußerlich ‚Stilles Wasser' –
> innerlich ein Vulkan!"
>
> „Intensive Beschäftigung mit
> dem Verdauungstrakt!"
>
> „Ich trau'mich nicht zu
> pupsen, es könnte dabei
> etwas in die Hose gehen!"

Bauchweh, Gefühl, wie schlapp und eingeschnürt; glaubt, Durchfall zu bekommen! Beschäftigt sich stetig mit seinem Verdauungstrakt. Wut über sich selbst, kann in Resignation, Lebensmüdigkeit enden. Albtraum: Beschmiert sich mit Kot!

Hypochondrie bezüglich seines Stuhlgangs. Furcht vor Stuhlabgang bei Flatus. Varikosis.

⚠️ **Lumbago, Kopfschmerz und Hämorrhoiden (wie Weintrauben) im Wechsel. Gallertschleimige Stuhlklumpen.**

🙂 **Kalte und eiskalte Anwendungen.**

☹️ **Hitze. Verstopfung. Sitzende Lebensweise.**

💡 D6 – bei Durchfall, drei Gaben täglich, Zwischengaben bei sehr starkem Drang; bei traubenförmigen, bläulichen, hervortretenden Hämorrhoiden.

Wer die Pflanze hat und nicht allergisch reagiert: Gelartigen Inhalt der Blätter auf das Gesicht aufgetragen, gibt der Haut Feuchtigkeit.

Bei Rhagaden und Hämorrhoiden: Blattinhalt anal wie ein Zäpfchen einführen.

Ambra grisea

Ambr.

Grauer Amber

„Hat die ‚Sepia-Mutter‘ nicht verdaut!"

„MINDERWERTIGKEITS-GEFÜHL!"

„Ich versuche immer, es allen recht zu machen!"

„Die anderen könnten schlecht von mir denken!"

„Trias: Scheu – schüchtern – schamhaft!"

Mangel an Selbstvertrauen. Emotional und gefühls-betont, kann es aber nicht ausdrücken. Furcht vor Fremden. Morbus Alzheimer. Introvertiert- und Schüchternheit gefolgt von Albernheit und großer Geschwätzigkeit.

Kann nur urinieren oder Stuhl lassen, wenn alleine (DD: Nat-m.). Spastisches Asthma der Alten und Kinder mit grauem Schleim. Vorzeitiges Altern, Senilität. Reaktionsmangel gegenüber Medikamenten.

Aufstoßen nach Husten bis zum Ersticken. Verträgt es nicht, angesehen zu werden. Linke Seite. Kreuzweise: Rechts oben, links unten (DD: Anac., hier umgekehrt!).

Langsame Bewegung im Freien.

Anwesenheit Fremder, alles Ungewöhnliche.

Wenn es passt: Großes Mittel bei Verstopfung alter Menschen. Sollte versucht werden, wenn Calcium carbonicum, Opium, Silicea oder Barium carbonicum trotz guter Indikation nicht helfen.
Bei vorzeitiger Senilität in Betracht ziehen.

Moby Dick. Jonas und der Wal. 2000 Meilen unter dem Meer.

Anacardium orientale

Anac.

Elefantenlaus

> „Teufelchen links, Engelchen
> rechts auf den Schultern –
> beide flüstern mir ins
> Ohr – wem glauben?"
>
> „Zwei Seelen wohnen,
> ACH! in meiner Brust!"

Vater sagt: „Aus dir wird eh' nichts." Muss seine Daseinsberechtigung unter Beweis stellen. Borderliner, Amoklauf, Grausamkeit. Bosheit. Rachsucht. Fluchen. Hass. Unbarmherzigkeit. Patient wird vom Gefühl beherrscht, zwei Willen zu haben, denen er hörig sein muss. Dualitätsgefühl. Furcht, nicht gut genug zu sein; Ursache sind meist schlechte Erfahrungen! Kind wurde von seinen Eltern nicht gesehen oder Hass und Rache bei Kindern, die beleidigt wurden. Muss sich zwischen Vater und Mutter entscheiden. Fühlt sich verfolgt, von Feinden umgeben. Neigung zu ordinärer Sprache. Wenig Selbstvertrauen.

Pflock- oder Kugelgefühl in Körperteilen. Missbrauch. Viele Beschwerden beginnen beim Essen. Nüchternkopfschmerz morgens.

Trifft oft den falschen Partner, niemand liebt sie/ihn richtig. Linke Seite. Beschwerden kreuzweise links oben und rechts unten (DD: Ambr., hier umgekehrt). Von rechts nach links wechselnd.

ESSEN. Sehr heißes Wasser bessert Juckreiz.

Heiße Anwendungen.

CAVE: Kann auch nett sein.
Großes Mittel für traumatisierte Menschen!
Zwei Stadien:
1. Zukunftsangst. Gedächtnisschwäche. Denkt, kleine Probleme werden größer.
2. Grausamkeit. Gedächtnisverlust. Leicht beleidigt. Misstrauen. Schizophrenie.

Kain und Abel. Fifty Shades of Grey. The Casual Vacancy.

Androctonus amurreuxi hebraeus

Androc.

Israelischer Skorpion

„SKORPIONBISS!"

„EINZELGÄNGER"

„Ich kenne deinen Plan, komm'
dir zuvor und setz' meinen
Stachel schnell und präzise!"

„Furcht vor der eigenen Panik!"

„Schwarz-Weiss-Denken,
ganz oder gar nicht!"

„Wie auf einem LSD-Trip!"

„Ich fühle mich wie im Traum,
als würde ich danebenstehen
und zuschauen!"

Unfälle. Unberechenbare Gefühlsausbrüche. Einerseits misstrauisch, argwöhnisch, kaltherzig, gewissenlos, grausam, berechnend, andererseits intelligent, zielstrebig, effizient, effektiv, mitfühlend, einfühlsam, introspektiv, hellsichtig – oft als Folge schwerster Traumatisierung. Furcht andere zu verletzen. Wie auf einem LSD-Trip! Flashback nach Drogenexperiment. Tunnelblick. Skorpione sind nachtaktiv, brauchen aber viel Schlaf, daher morgens müde. Einzelgänger. Starke Sexualität.

Starker Speichelfluss, trockener Hals. Geruch eines modrigen, alten Buches in der Nase. Starke Sexualität. Asperger-Syndrom.

⚠️ **Furcht andere zu verletzen. Abgeschieden sein bei Kopfschmerz und Schwindel. Kann nicht aufhören, sich Gedanken zu machen.**

🙂 **Dunkelheit. Im Freien. Musik bessert Depression. Tanzen.**

🙁 **Dämmerung. Halsschmerzen schlimmer durch Nasswerden.**

💡 Da es bisher nur die Prüfung von Sherr gibt, lohnt es sich, das astrologische Bild des Skorpions zu betrachten. Bei astrologisch stark besetztem 8. Haus, schwieriger Pluto- oder Mars-Aspektierung sowie Skorpion-Sonne bzw. Aszendent an dieses Mittel denken.

Nach Skorpionbiss (sehr schmerzhaft!): Je nach Symptomatik Scorpio. (europ. Skorpion) oder Androc. C200 alle 5–30 Minuten. Plutonium nitricum oder muriaticum könnten ergänzend angezeigt sein.

 Im Tierreich soll der Skorpion das einzige Tier sein, das sich bei Gefahr selbst umbringen kann. Das Schweigen der Lämmer.

Anthracinum

Anthr.

Milzbrandnosode

„Der Eiter in der Natriumkruste!"

„Verwelkte Seele, emotional tot."

„Vor lauter Wut könnte ich um mich beißen!"

Sie hat sich mit ihrem Problem oder Kummer abgefunden, ihn tief in sich eingeschlossen, spricht nicht darüber. Tiefsitzender Abszess der Gefühle nach schrecklicher Erfahrung. Gelegentliche WUT – wenn, dann heftig. Vor der Menses: Geringster Reiz provoziert Schreien, besonders gegen die eigenen Kinder. Kann so angepasst wie Carcinosinum sein.

Septische Entzündungen, Karbunkel, maligne Geschwüre. Furunkel. Bewusstlosigkeit mit Kollaps. Dunkelblaue Furunkel, in aufeinanderfolgender Reihe. Ödematös verhärtetes

Zellgewebe. EITER. Schwarze Verfärbung äußerer Teile. Panaritium mit brennendem Schmerz. Schwarze Bläschen am Oberschenkel. Kleine Wasserbläschen am Knie.

Schreckliches, unerträgliches Brennen. Schwellung wie Gangrän. Furunkel, Karbunkel.

Warme Umschläge.

Kalte Umschläge.

Beschwerden durch Kontakt mit ROHWOL-LENEN MATERIALIEN. Epidemische Milzerkrankungen bei Haustieren.
Mittelgabe kann als Heilreaktion Traurigkeit und Tränen hervorbringen.

Die Dornenvögel.

Antimonium crudum

Ant-c.

Schwarzer Spießglanz

„NEIN! – NEIN! – NEIN!"

„Ich bin gegen ALLES!"

„Der Stachel im Fleisch des Pubertierenden, der das Trauma nicht verdaut hat!"

ISOLIERUNG aus Enttäuschung. IDEALISIERUNG nach Enttäuschung. Stachelig, widerborstig – igelt sich ein: Weil er sich im Stich gelassen und enttäuscht fühlt, zieht er sich in sich zurück. Will nicht angesprochen, angesehen oder angefasst werden. Sentimental, dichtet im Mondlicht. Große Reizbarkeit mit übergroßem Appetit. Erschafft sich seine Ideale. Suizidal.

MAGENBESCHWERDEN! Aufstoßen. Urtikaria. Ausschläge. Leberverfettung. Überessen. Würmer. Pilz. Dornwarzen. NÄGEL dick und GESPALTEN. Hühneraugen. Fußschwielen. Hautrisse. Nach Impfung.

⚠️ **„Schnee" auf der Zunge: Dick belegt, weiß. Alle Beschwerden gehen mit Magenbeteiligung einher. Folgen von Sonnenbestrahlung. Fehlen von Schmerz.**

🙂 **Im Freien. Ruhe. Feuchte Wärme.**

🙁 **Strahlungswärme. Hitze. Kaltes Baden.**

💡 Windpocken schmerzhaft bei Druck!
Gutes Schweinemittel (Schweinemast). Wenn der Patient sich „gemästet" hat!

😉 *Hans, mein Igel.*

Apis regina

Apis-r.

Bienenkönigin

> „Souveräne Königin-
> Witwe!"
>
> „Frau in Führungsposition,
> die auf ihre Gruppe
> angewiesen ist!"

Wenig geprüftes Mittel. Die Symptomatik zeigte sich in der AMEA (Arzneimittelentwicklungsaufstellung) und wurde in der sensitiven Prüfung bestätigt.

Steht voller Souveränität und Gelassenheit über den Dingen. Ruhelosigkeit. Manipulation, Mobbing. Streitlust, mit Verbündeten gegen alle anderen. Will beachtet werden. Geschwätzigkeit. Albern. Starre, Traurigkeit. Empfindlich.

Kollaps mit Wärmgefühl. Harndrang, Brustbeklemmung, Juckreiz. Husten.

 Das Mittel hat große Dienste geleistet, als Apis versagte, obwohl es angezeigt schien.

 Queen Victoria.

Apisinum

Apisin.

Bienengift

> „Reizbar – unruhig –
> dominant!"
>
> „Fürsorglich/
> überfürsorglich!"
>
> „Psychische Probleme nach
> Trennung!"

Aufgeregt und unruhig bei Beschwerden.

Schmerzhafte ödematöse Schwellungen. Halsentzündung. Hautausschlag. Blasenentzündung. Arthritis. Blassrot. Scharlach. Allergische Reaktion.

⚠️ **Unerträglichkeit von Wärme. Durstlos.**

🙂 **Frische Luft. Kälte. Wasser. Eis.**

☹️ **Stickige Räume. Nachmittags. Schlafen. Berührung. Druck. Hitze.**

Wenig geprüftes Mittel, allerdings gute Alternative/Steigerung zu Apis bei Insektenstich, Asthma, allergischer Reaktion. Insbesondere, wenn Apis nicht hilft oder zu häufig benötigt wird. Da es sich bei Apisinum um das reine Bienengift handelt, ist es Apis sehr ähnlich, es enthält allerdings keine Verunreinigungen, wie z. B. den Inhalt des Verdauungstraktes, die bei der Verreibung der kompletten Biene enthalten sind!

Aquila-chrysaetos-Feder

Aqui.

Adlerfeder

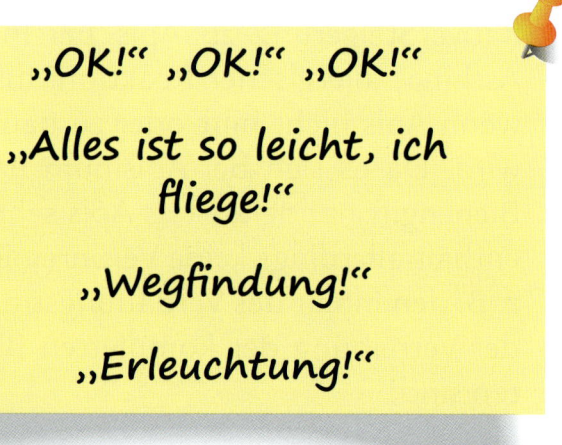

„OK!" „OK!" „OK!"

„Alles ist so leicht, ich fliege!"

„Wegfindung!"

„Erleuchtung!"

Neue Perspektiven – neue Sicht der Dinge! Findet seinen Körper hässlich. Problemorientierte Menschen, deren Heilung Problemlösung erfordert. Mittel bringt auf den Weg der Selbstfindung.

Viele Brustsymptome. Suchtüberwindung. Wenn Lycopodium oder Aurum angezeigt sind, aber nicht helfen.

⚠️ **Sitzt tief in seinen Problemen fest.**

🙂 **Bewegung.**

Zu viel Bewegung.

 Völlig neuer Blick aufs Leben: Menschen, die nur noch ihre Probleme sehen und darin feststecken, kann die Adlerfeder neue Wege öffnen.

 Up Where We Belong (Joe Cocker). Born To Be Wild (Steppenwolf).

Aquilega vulgaris

Aquil.

Gewöhnliche Akelei

> „Hysterie im Klimakterium"
>
> „Nervöse, ruhelose, schlaflose Frauen"

Überempfindlich gegen Geräusche und Licht.

Globus hystericus. Menstruationsbeschwerden.

 Schlaflosigkeit.

 Wenig geprüftes Mittel, sollte aber bei den erwähnten Indikationen Beachtung finden (C6, C12, ein- bis dreimal täglich).
Weitere Prüfungen wären interessant, da Hildegard von Bingen die Akelei bereits als Heilpflanze beschrieb.

Aranea diadema

Aran.

Kreuzspinne

„MUTTERTHEMATIK!"

„Kontrollzwang!"

„Grausamkeit!"

„Leichen aus dem Keller holen!"

„Traum/a der gefolterten Hexe!"

„Wenn Mama und Papa sich streiten, fühle ich mich total klein und hilflos!"

Liebt Schwarz, schwarze Kleidung. Angst vor Wasser. Muss alles selbst machen, kann nicht abgeben. Glaubt, Körperteile sind geschwollen oder vergrößert. Rauchen, großes Verlangen. Flimmern vor den Augen. Extremer Stimmungswechsel zwischen Aggression und Lähmung.

Spinnwebengefühl im Gesicht. Angina pectoris. Malaria. ZNS. Zuckungen. Kälteempfindlich bis tief in die Knochen, ins Mark — warm einpacken bessert nicht! Genaue Periodizität der Beschwerden, vor allem bei Nerven- und Kopfschmerzen.

Periodizität. Kälte. Milzschwellung. Enorm empfindlich gegen Feuchtigkeit und Kälte. Kann nicht am Wasser leben.

RAUCHEN. Sommer.

Rauchen. Nebel, feuchte Orte, kalte Anwendungen, Nasswerden.

Vorsicht bei der Mittelgabe, kann starke Heilreaktionen hervorrufen, eventuell LM-Potenzen geben!

ALIEN. Die drei Spinnerinnen (Grimm). Die schwarze Spinne (Gotthelf).

Argentum metallicum

Arg.

Silber

„Silberglöckchen –
Silberstimme – Mond!"

„Ich bin vom vielen Reden/
Singen ganz heiser!"

„Eltern erwarten vom Kind
Höchstleistung."

„Kalkulierbare Sicherheit als
Ersatz für Urvertrauen."

Lügen aus Furcht vor anstrengenden Konsequenzen.
Alt, müde aussehend. Sorgenvoll. Braucht finanzi-
elle Sicherheit als Ersatz für mangelndes Vertrauen.
Will, aber kann nicht über seine Gefühle sprechen.
Intuition!

*Elektrische Schläge durch den Körper. Reichlich feine
Runzeln im Gesicht. Rote, geschwollene Lidränder.*

Knorpelerkrankungen. Abnutzungserscheinungen der Extremitäten, besonders der Knie. Hodenverletzung durch Schlag oder Quetschung. Schmerz und Schwellung der Ovarien.

HEISERKEIT. Husten vor Lachen.

Abkühlung. Vollmond.

12.00 Uhr Mittag.

Gutes Mittel bei sehr häufigem Urinieren und bei Aphonie nach Angina, Singen oder längerem Sprechen.

Das Mädchen ohne Hände (Grimm). Der Mond. Silberstadt Amarganth (Die unendliche Geschichte).

Aspergillus niger

Asperg-n.

Schwarzschimmel

„Befall oder Inhalation
durch Schwarzschimmel
sowie dessen Mykotoxine!"

Ungeprüftes Mittel, hat gute Dienste bei Befall durch Schwarzschimmel geleistet.

C200 heilte wunde, trockene, verstopfte Nase und stechenden, wunden und krampfartigen Magenschmerz. Weitere Anwendungsgebiete: Gelenkbeschwerden. Trockenheit der Schleimhäute.

 Bei Aspergillus-niger-Befall oder -Empfindlichkeit Potenzakkord in D12, D30, D200 einsetzen. CAVE bei Biotensor oder energetischer Testung: Wenn negativ getestet, Test unbedingt wiederholen, Aspergillus versteckt sich gern!

Aspergillus niger kommt weltweit im Erdboden vor und ist ein wichtiger Bestandteil unserer Natur zum Zersetzen und Abbau organischer Verfallsprodukte auch von Obst und Gemüse. Er sollte jedoch nicht auf unserer Nahrung sein. Befallene Nahrungsmittel dürfen nicht gegessen werden, Gesundheitsschäden sind die Folge. Befallene Häuser, z. B. Wände, sind ebenfalls gesundheitsschädlich. Die Inhalation kann die Atemwege schädigen.

Asterias rubens

Aster.

Seestern

„OHNMACHT –
AUSGELIEFERT SEIN!"

„Der hat mein Vertrauen
missbraucht!"

„Ich fühle mich ohnmächtig,
ungeschützt und dem
Schlimmen ausgeliefert!"

Emotional. Tränenreich, Weinen durch geringste Gefühlserregung. Explosiv; Reizbarkeit und Zorn durch Widerspruch. Fühlt sich wie unter Fremden (nach epileptischem Anfall). Morgens im Bett erhöhtes Verlangen nach Sex.

Hitze des Kopfes, wie von heißer Luft umgeben. Schlaganfall. Mammakarzinom.

(!) **Akne der Pubertierenden an Nasenseite, Kinn, Mund.**

(☺) **Nach dem Essen. Abkühlung.**

(☹) **Offene Türen (schutzlos!). Kaffee.**

(💡) Mittel vor dem Schlaganfall: Kopf fühlt sich an, als würde er platzen.
Brustkrebs (Arzt aufsuchen), besonders um die Warzen, Tiefpotenzen. Akuter, stechender Schmerz. Harte, knotige, geschwollene Achsellymphknoten (DD: Con., Bar-c.).

Aurum metallicum

Aur.

Gold

> „Der König kämpft an der Spitze seiner Soldaten bis zum Schluss!"
>
> „Edler Workaholic mit starkem Ehrgefühl, der bis zuletzt kämpft, dann zusammenbricht und durch seinen Misserfolg suizidal wird."

Wissensaustausch, Macht und Geld sind dem Aurum-Menschen sehr wichtig. Er kann es nicht verkraften, Macht abzugeben. Suizid des ruinierten Topmanagers! Midlife-Crisis! Tiefste Verzweiflung und schwärzeste Depression. Arbeit statt Gefühle. Pillen statt Seelennahrung. Schwieriges Vaterthema. Der Boss, der sich nach der Pleite das Leben nimmt, weil er die Arbeitsplätze seiner Angestellten nicht retten konnte. Lieblingsschüler erkrankt, wenn er vom Lehrer fallen gelassen wird.

Hypertonie, Herzinfarkt, Apoplex. Arteriosklerose. Hodenatrophie. Rheuma. Tiefe Knochenschmerzen, nachts (syphilitisch).

! **Denken an Selbstmord. Furcht vor Herzinfarkt.**

☺ **Musik. Beten. Gehen.**

☹ **Winter. Sonnenuntergang bis -aufgang. Tadel. ZWANG! Widerspruch. Denken an das Problem.**

💡 Das Mittel kann akut aus durch Existenzangst entstandener, tiefster Depression retten.

😉 *Dagobert Duck. Der Sonnenkönig. Astrologisch: Löwe-Prinzip. Wallstreet. Börsencrash. World Trade Center.*

Aurum muriaticum

Aur-m.

Goldchlorid

„Zwischen Leben und Tod!"

„Erotisch-traurige Liebesbeziehung!"

„Der König kann nicht mehr kämpfen, der Kummer hat ihn überwältigt!"

Leidenschaftlich und treu, aber weniger pflichtbewusst als *Aurum*. Starke erotische Gefühle, meist nachdem er verlassen wurde und wenn alleine. Liebeskummer. Furcht vor dem Tod. Hypochondrie, Unruhe. Verfeinerte, zarte Konstitution. Bestimmte Gruppe männlicher Homosexueller. Depression nach Verletzung der erotischen Gefühle. Suizidal. Ruhelos.

Nierenaufbaumittel. Depression mit Ischiasschmerz und Schlaflosigkeit. Appetitlosigkeit, Anorexia nervosa. Morbus Parkinson. Herzbeschwerden. Angina pectoris.

Starke sexuelle Erregbarkeit. Beschwerden durch Zorn und Kränkung. Verhärtung.

Draußen, an der frischen Luft.

Wärme.

Hat bei sehr verzweifelt kummervollem Aurum-Patienten geholfen, als Aurum versagte (DD: Staphisagria).

Die Kameliendame (Alexandre Dumas).

Bambusa arundinacea

Bamb-a.

Bambus

„WEINMUSKELKRAMPF!"

„Elastizität – Ausdauer – Hartnäckigkeit."

„Ich bin allein auf der Welt, muss den Kopf anlehnen, denn mein steifer Hals ist voll davon, was mir im Nacken sitzt, und mein Stützkorsett zwängt mich zu sehr ein, so dass ich mich daraus befreien muss."

Erschöpfung, Schwermut, Antriebsschwäche. Braucht Unterstützung, Anlehnung. Unzufriedenheit mit dem Leben und Verlangen nach Unterstützung und Veränderung. Seelenlast. Folter.

Wirbelsäule, insbesondere HWS: Sowohl Überbeweglichkeit als auch Versteifung, Bandscheibenvorfall HWS. Morbus Bechterew. Prämenstruelles Syndrom (PMS). Kinderwunsch. Erschöpfungssyndrom nach Geburt eines Kindes (DD: Chin., Kali-p.).

⚠️ **Verlangen, den Kopf aufzustützen. Frostig. Plötzlicher stechender Schmerz. Burnout, v. a. der Wöchnerin.**

🙂 **Wärme. Bäder.**

☹️ **Kälte. Nach Schwangerschaft.**

💡 Kopfschmerz durch Nackenverspannung infolge von Computer-Arbeit (eine Gabe C200 (DD: Gels).
Hat geholfen, als gut gewähltes Silicea nicht mehr wirkte.

😉 *Bambusfolter.*

Barium phosphoricum

Bar-p.

Bariumphosphat

> „Ich bin schon groß – Mama, wo bist du?"
>
> „Ich kann das alleine! – Bitte hilf mir!"
>
> „Ich bin fast erwachsen, aber es geht nicht ohne Mama!"

Phosphorisch begeistert und begeisternd, doch man meint, der Patient ist in seiner Entwicklung etwas zurückgeblieben: Phosphor mit leichter Entwicklungsverzögerung. Klammert. Kind spielt mit Spielsachen Jüngerer. Liebt pürierte Speisen.

Glaubt, es „hinzukriegen", benötigt dann aber doch die Hilfe anderer.

Obwohl es keine Mittelprüfung gibt, lohnt es sich, das Mittel einzusetzen, wenn ein Phosphor-Patient „nicht in die Pötte kommt!" und sich keine Anzeichen für *Acidum phosphoricum* zeigen. Hier kann eine Zwischengabe Barium phosphoricum den Fall wieder ins Laufen bringen.

Der Patient ist nicht ganz Barium und nicht ganz Phosphor.

Borax veneta

Bor.

Natriumborat

„Rednose Woman!"

„Ich will nicht auf die Schaukel!"

„Extreme Angst, v. a. wenn es auf dem Riesenrad abwärts geht!"

Kind hat Angst beim Schaukeln, klammert sich an die Mutter. Furcht vor Abwärtsbewegungen (z. B. Treppe, Flugzeug, Lift). Geräuschempfindlich.

Soor, Aphten. Spinnwebengefühl auf der Haut. Stiche in Brust, Fußsohle. Durchfall, durch plötzliche Geräusche. Weichselzopf. Epilepsie.

⚠ **Wimpern wachsen nach innen. Blässe gewöhnlich roter Teile. Nächtliches Erwachen wie durch Schreck.**

☺ **Nach dem Stuhlgang.**

☹ **Abwärtsbewegung.**

💡 Bei Hunden, deren Wimpern nach innen wachsen (DD: Bell., Bor., Graph., Merc., Natm., Puls., Sil.).
Flugangst: Turbulenzen, Landeanflug – C200 vor dem Flug.

Borrelia-Nosode

Nos borr.

Borrelia Nosode

„Da hat mich doch die Zecke erwischt!"

Wichtiges Mittel nach einem Zeckenbiss, v. a. mit nachfolgender Ringelröte bzw. Borrelien-Infektion (Arzt aufsuchen!). In Verbindung mit dem passenden Konstitutions-, miasmatischen und oder Milchmittel kann die Nosode die Folgen eines Zeckenbisses auch noch nach Jahren heilen. Die Gabe muss eventuell öfter wiederholt werden, C200, je nach Schwere des Krankheitsbildes.

➔ auch Zeckenbissfiebernosode/FSME-Nosode.

 Hat nach Zeckenbiss die Hauterscheinung ohne Folgen beseitigt.
Auch an Ledum und Kardentinktur denken.
Genial zum Austreiben des Zecken Kopfes: Silicea D12 mehrfach oder ein- bis zweimal C30.

Bothrops lanceolatus

Both.

Gelbe Viper

> „Ich muss immer nach Worten suchen, wenn ich etwas sagen möchte!"

Aphasie, Fehler: Benutzt falsche Wörter. Vergisst das Wort, das sie sagen wollte. Sucht nach Worten.

Blutung der Konjunktiven, Retina. Zerebrale Blutung nach Kopfverletzung. Blutung im Auge. Sehr gut bei Lungenödem und Gangrän.

⚠ **Rechts. Dunkle, nicht gerinnende Blutungen.**

🙂 **In einem dunklen Raum.**

☹ **Auf der rechten Seite. Sehschwäche im Sonnenlicht.**

💡 Nach Farokh Master: Wichtig bei jeglicher Form von zerebraler Thromboembolie mit rechtsseitiger Lähmung und vollständiger Aphasie.

Bufo rana

Bufo

Sekret der Hautdrüsen der Erdkröte

„Ich bin weder Barium noch Hyoscyamus!"

„Kindisch naiv – schamlos gut entwickelt."

Entwicklungshemmung. „Schwachsinn" (Imbezillität). Geist bleibt zurück, eventuell trotz intellektueller Eltern, aber der Körper ist gut entwickelt. Schamlos, redselig, boshaft. Furcht vor Tieren. Zorn, der oft einhergeht mit kindischem Kichern. Zornig, wenn falsch verstanden, vor Krämpfen. Schwachsinn. Krampfanfälle in Verbindung mit Sexualität. Verlangen nach Alleinsein: Will alleine sein, um zu masturbieren.

Masturbation. Epilepsie nach/während Sex. Beißen bei Konvulsionen. Riss in der Zungenmitte. Dicke, leicht rund geöffnete Lippen. Zunge rausstrecken. Sprechen unverständlich. Warzen.

Bufo rana

Furcht vor Tieren. Geistig verspätet, körperlich frühreif. Mangel an Reife und Beherrschung. Starke Sexualität.

Blutung. Heißes Baden der Füße.

Sonnenwärme, warmes Zimmer. Unterdrückung Hautausschlag (Krämpfe, Epilepsie).

Wichtiges Mittel bei Lymphangitis (volkstümlich: Blutvergiftung) und Panaritium.

Die alte, weise Erdmutter. Die unendliche Geschichte. Die uralte Morla.

Cactus grandiflorus

Cact.

Königin der Nacht

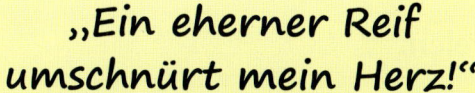
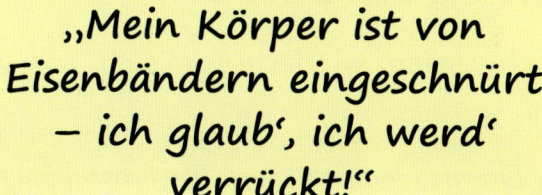

„Ein eherner Reif
umschnürt mein Herz!"

„Mein Körper ist von
Eisenbändern eingeschnürt
– ich glaub', ich werd'
verrückt!"

Patient fühlt sich wie von eisernen Bändern umschlossen, die sich immer mehr zusammenziehen und wieder lockern. Auffahren aus dem Schlaf. Angst beim Erwachen.

Angina pectoris. Schwäche nach Infektionskrankheiten mit Herzversagen. Herzverfettung. Taubheit des linken Arms bei Herzkrankheit. Vaginismus. Menstruationsbeschwerden. Tinnitus.

⚠️ **Einschnürungsgefühl.**

🙂 **Im Freien.**

☹️ **11.00 Uhr oder 23.00 Uhr.**

💡 Beschwerden wiederholen sich zur gleichen Zeit.

😉 *Der Eiserne Heinrich (aus: Der Froschkönig).*

Calcium silicata

Calc-sil.

Kalziumsilikat

> „AKNE!" „MÜTZE!"
>
> „Obwohl mir immer kalt ist, geht es mir bei großer Hitze schlechter!"
>
> „Wenn meine Eltern mich zu sehr nerven, mach ich einen auf krank!"

Kind kann sich nur durch Krankheit vor dem Leistungsdruck der Eltern retten! Gewinnende Freundlichkeit. Besonders fröhlich, obwohl leidend. Träumt von Toten und spricht mit Verstorbenen. Starkes Pflichtgefühl.

Räusperzwang. Akne mit Mitessern. Chronische Bronchitis, Husten.

Extrem empfindlich gegen Zugluft. Abneigung gegen Baden. Erschöpfung.

Fasten. Wenig Essen.

Zugluft. Kaltes Baden. Überhitzung. Milch.

Witwen- und Kummermittel. Nach dem Tod des Partners, wenn die Patientin von ihm abhängig war.
DD: Apis.

Candida albicans

Cand-a.

Soorpilz

> „Parasitäre Beziehungen!"
>
> „Immer werde ich ausgenutzt!"
>
> „Heißhunger auf SÜSS, aber unverträglich!"

Überforderung. Wut, Reizbarkeit. Patient fühlt sich überlastet, da er seine Grenzen erreicht hat. Schnell, schnell – muss fertig werden.

Weißer Zungenbelag.

❗ **Ständiger, unstillbarer Heißhunger. Flatulenz.**

🙂 **Durch Essen bei Magenschmerz.**

☹ **Zorn, unterdrückter.**

💡 Auch organotrop anzuwenden bei Candidabefall: D12 oder C6.

Cannabis indica

Cann-i.

Indischer Hanf, Haschisch

> „Haschte Haschisch in der Tasche, haschte immer was zu (nasche) lache!"
>
> „Sekunden kommen mir wie Jahre vor, Meter wie – ... was wollt ich noch gleich sagen?"

Ekstatische Gefühle. Unkontrolliertes Lachen. Extreme Angst um die Gesundheit. Erwacht um Mitternacht und denkt, er sei in der Hölle.

Viele Nervenleiden. Extremer Durst. Hauptmittel für akute Gonorrhö.

 LACHEN. Furcht, verrückt zu werden und die Kontrolle zu verlieren. THEORETISIEREN.

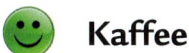 **Kaffee.**

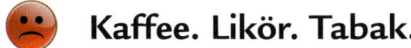 **Kaffee. Likör. Tabak.**

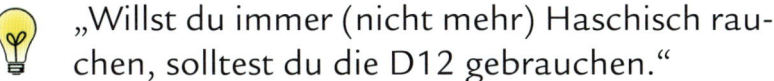 „Willst du immer (nicht mehr) Haschisch rauchen, solltest du die D12 gebrauchen."

Cannabis sativa

Cann-s.

Hanf, Europäischer/Amerikanischer

> „Ich verschlucke mich laufend!"
>
> „Es fühlt sich an wie tropfendes Wasser!"

Stottern. Druck an der Nasenwurzel. Gefühl, als tropfe Wasser auf seinen Kopf.

Zystitis. Hornhauttrübung. Trockenheit gewöhnlich feuchter innerer Teile.

❗ Geht mit gespreizten Beinen. Erektions-schmerz. Zickzackschmerz entlang der Harnröhre.

🙂 Kaffee bei Übelkeit.

☹ Treppensteigen. Hinlegen.

💡 Für die Folgen von Gonorrhö ➜ Cann-i.

Capsicum annuum

Caps.

Spanischer Pfeffer, Cayennepfeffer

„Ohrweh!"

„Heimweh!"

„Wenn ich huste, tut's mir in der Blase (oder anderen, weit entfernten Stellen) weh!"

„Es brennt wie Feuer, aber wenn ich es kühle, wird es schlimmer!"

Heimweh bei Kindern. Reizbare Kinder mit roten Wangen, die in Ruhe gelassen werden wollen. Furcht getadelt zu werden. Widerspenstig.

Herpes labialis. Geschwüre im Mund. Fauliger Atem, der bei jedem explosiven Hustenanfall auffällt. Großer Durst.

„*Raucherhals*" *mit Brennen und Stechen, ins Ohr ausstrahlend. Brennende Hämorrhoiden, Stechen und Jucken im Rektum bei der Entleerung.*

⚠️ **Heimweh mit Hitzegefühl im Hals. BRENNEN – Kälte verschlechtert. Furcht vor Tadel. Rotes Gesicht.**

😊 **Hitze. Während Essen.**

☹️ **KÄLTE.**

💡 Wichtiges Mittel bei Mastoiditis, bei Otitis media.

Carbo animalis

Carb-an.

Tierkohle aus Rindsleder

„Hakenwürmer!"

„Starre!"

„Ich habe keine
Lebensenergie mehr!"

Schwere Krankheit – große Schwäche! Alte Menschen, die sich vor der modernen Welt fürchten, mit starker Sehnsucht nach Vergangenheit. Hört Töne wie aus einer anderen Welt.

Verdauungsschwäche. Blähungen. Sodbrennen. Flatulenz, gespannter Bauch nach Operation. Füße, Zehen knicken beim Gehen leicht um.

❗ Faulige Absonderungen. Extreme Schwäche. Steinharte Drüsen.

🙂 Aufstoßen.

Körperliche Anstrengung. Fette Speisen. Nach dem Rasieren.

 Beschwerden von verdorbenem Fisch, Fleisch oder Gemüse.
Wichtiges Mittel bei Reaktionsmangel während bösartiger Leiden. In diesem Fall organotrop, also niedrig geben.

Chelidonium majus

Chel.

Schöllkraut

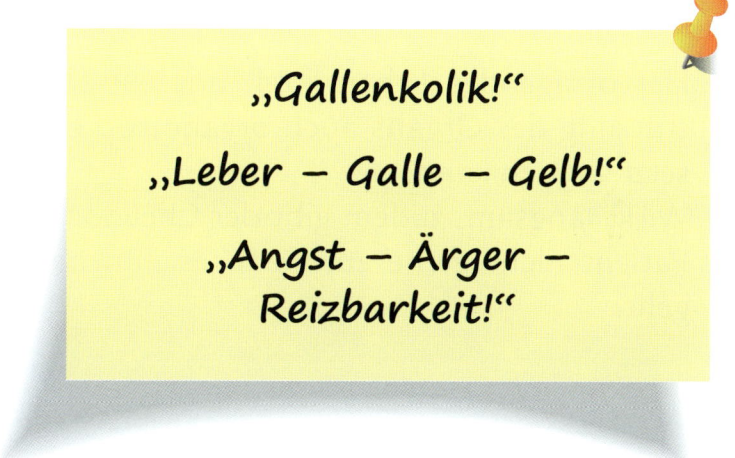

„Gallenkolik!"

„Leber – Galle – Gelb!"

„Angst – Ärger – Reizbarkeit!"

Welkes Gesicht. Gewissensangst, wie nach einem großen Verbrechen. Kann wegen Verdauungsbeschwerden nicht geistig arbeiten.

Wechsel von Diarrhö und Verstopfung. Schmutziggelbe Skleren. Ikterus (Gelbsucht). Urin wie Bier. Nierenaufbaumittel. Schmerzen unter dem rechten Schulterblatt.

- **Dicke, gelb belegte Zunge mit Zahneindrücken und rotem Rand.**

- **Magen besser durch Trinken sehr heißen Wassers. Essen. Heißes Bad.**

Wetterwechsel. Bewegung. Berührung.

 Hervorragendes Lebermittel, das zur Unterstützung des Organs auch organotrop eingesetzt werden kann.

Wirkt langsam, zudem gibt der Chelidonium-Patient nicht gerne zu, wenn es ihm besser geht.

Chocolate

Choc.

Belgische Bitterschokolade

> „Party, Party, Party!"
>
> „Igelhaarschnitt!"
>
> „Widerborstig und distanziert aus Mangel an Mama!"
>
> „Ich hasse dich – verlass' mich nicht!"

Auf der Suche nach Liebe. Isolation. Empfindlichkeit – Unempfindlichkeit. Mütterliche, familiäre Bindung fehlt. Patient fühlt sich von der Familie isoliert. Versucht, der Familie zu entkommen. Sammelt teure Schuhe. Sinnliche Gedanken. Sucht nach Trost und Glücksgefühl.

Verstopfung (auch im Wechsel mit Durchfall). Nasensymptome, Geruchssinn verfeinert. Unfruchtbarkeit. Probleme mit künstlicher Befruchtung.

! **Sucht nach Stimulation, die jedoch ver-schlimmert.**

☺ **Schokolade.**

☹ **Schokolade. Kälte.**

💡 Wenig geprüftes Mittel. Gute Ergänzung zu *Lac humanum* und *Lac caninum*.

😉 *Chocolat – ein kleiner Biss genügt. (Film)*

Cholesterinum

Chol.

Cholesterin

> „Meine LEBER schreit!"
>
> „Fettstoffwechselstörung!"

Kaum geprüft! Leber als Depressionsorgan beachten! Meist korpulente Menschen, Genießer, die es übertrieben haben.

Nierenaufbaumittel. Zur Leberentlastung bei Krebsbehandlung, insbesondere bei Leberkrebs — mit dem Arzt absprechen (DD: Berb., Nux-v.). Fettstoffwechselstörung — erhöhte Blutfett-, Cholesterinwerte. Caput medusae.

! **Hartnäckige Leberschwellung. Gallenbeschwerden mit Aufstoßen und Übelkeit. Brennen unterhalb des rechten Rippenbogens.**

☺ **Ruhe.**

☹ **Berührung, Bücken, Erschütterung oder plötzliche Bewegung.**

Vorsicht, bei Einnahme in niedrigen Potenzen, da es Gallenkoliken provozieren kann – dann sollte konstitutionell behandelt werden.

Bei Gallenkolik (Arzt aufsuchen): Mag-p. D6 (C30) – auch als biochemisches Mittel, als sog. heiße Sieben anwenden.

Cicuta virosa

Cic.

Wasserschierling

„Wirbelsäulen- oder Kopfverletzung!"

„Seit dem Schleudertrauma ist er gewalttätig und kindisch!"

Gewalttätig. Abneigung gegen Gesellschaft, kann Menschen nicht ansehen. Opisthotonus. Böse Folgen von Gehirnerschütterung, Kopf- oder Wirbelsäulenverletzung mit Wesensveränderung, kindisch – auch lange zurückliegend.

Konvergierender Strabismus. Spasmen. Verrenkungen. Krampfanfälle. Epilepsie. Tetanus. Borkige Ekzeme oder Hautausschläge.

Schwäche in den Händen nach Krämpfen. Heftiges Würgen durch Halsverletzung oder -leiden.

🙂 **Hitze. Windabgang.**

🙁 **Erschütterung. Drehen des Kopfes.**

💡 Bei Tetanuskrämpfen (Arzt aufsuchen): Cicuta C200 geben.

Cina

Cina.

Wurmsamen

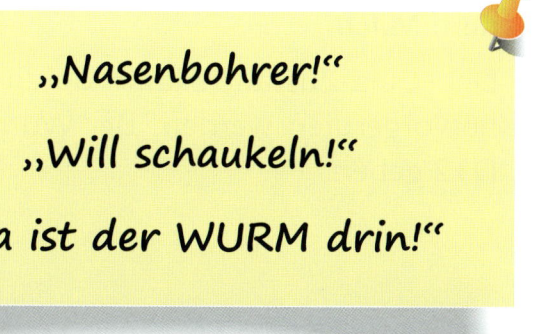

„Nasenbohrer!"

„Will schaukeln!"

„Da ist der WURM drin!"

LAUNISCH. Ständiges Bohren in der Nase, bis sie blutet. Man kann ihm nichts recht machen. Überfürsorglich. Ablehnung durch die Mutter.

Gutes Kindermittel: Große, fette, dunkelhaarige Kinder, mürrisch, reizbar, übellaunig. Gesicht blass, kränklich. Um den Mund weiß und bläulich. Ähnlich Chamomilla – eine rote und eine blasse Wange. Augenbrauenmuskulatur pulsiert.

⚠️ **Heißhunger mit Abmagerung. Kinder weinen, wenn sie ihren Willen nicht bekommen.**

🙂 **Bauchlage. Vorsichtiges Streicheln. Schaukeln. Getragen werden über der Schulter.**

Cina

 **Berührung. Würmer. Während Schlaf. Gäh-
nen. Milch.**

 Der Cina-Zustand kann durch Wurmbefall
hervorgerufen werden. Bei Würmern als D6,
D12 geben.

Coca

Coca

Cocastrauch

> **„Höhenkrankheit –
> Bergsteiger oder Flieger!"**

Gefühl von Sandkörnern oder Würmern unter der Haut. Altersschwäche.

Beschwerden, die im Zusammenhang stehen mit (dünner) Höhenluft: Asthma, Herzklopfen, Angst, Schlaflosigkeit, Kopfweh, Kurzatmigkeit.

❗ Kopfschmerz in großer Höhe, Ohrgeräusche, Kurzatmigkeit.

🙂 Wein. Schnelle Bewegung an der frischen Luft.

🙁 Große Höhen. Bergsteigen. Fliegen.

💡 Ein Versuch lohnt bei Stimmverlust: Bei zu erwartender Belastung der Stimme zwei Stunden vorher eine Gabe D6, eventuell halbstündlich wiederholen.

😉 *Reinhold Messner, Luis Trenker.*

Colchicum autumnale

Colch.

Herbstzeitlose

„Akutes Springrheuma!"

„Zu Beginn des akuten Rheumas im Frühjahr oder Sommer; springt von einem Gelenk zum anderen!"

„Verdauungsstörung!"

„Ich kann nicht schwitzen!"

„Wenn ich Essen rieche, muss ich würgen und kotzen – eklig!"

Empfindlich gegen Küchengerüche.

Harnsaure Diathese. Rheuma. Gicht: Berührung, Bewegung unerträglich. Große Erschöpfung und innere Kälte.

⚠️ **Plötzlich sehr erschöpft. Kribbeln unter den Fingernägeln.**

🙂 **Wärme. Vorbeugen des Körpers.**

🙁 **EIER. Anblick, Geruch von Speisen, Fisch, Schweinefleisch. Helles Licht. Nasswerden. Bewegung, Berührung.**

💡 Bei Wassersucht, wenn Apis und Arsen versagt haben.
Nach Berührung der Pflanze, mit Gefühllosigkeit in den Fingerspitzen.

Corallium rubrum

Cor-r.

Rote Koralle

„BELLENDER KEUCHHUSTEN!"

„Hustet wie ein Maschinengewehr, bis er erschöpft und schlaff zusammenfällt!"

Flucht, schimpft und ist beleidigt wegen Schmerzen. Verlangen nach SAUREM und SALZIGEM oder Abneigung gegen Salziges. Zugedeckt ist ihm zu heiß, abgedeckt zu kalt.

Nasenabsonderung läuft den Rachen runter. Luft fühlt sich bei tiefer Einatmung kalt an. Husten durch jede Veränderung in der Atmosphäre.

 Retronasaler Katarrh mit starker Schleimabsonderung der Choanen. Bellender Husten in kurzen Anfällen.

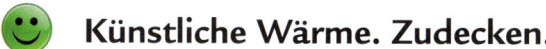 **Künstliche Wärme. Zudecken.**

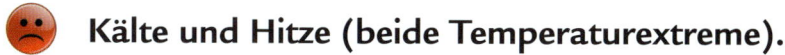 **Kälte und Hitze (beide Temperaturextreme).**

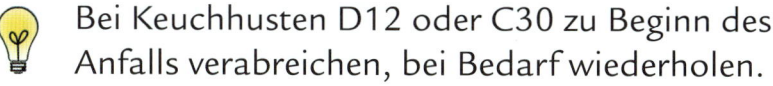 Bei Keuchhusten D12 oder C30 zu Beginn des Anfalls verabreichen, bei Bedarf wiederholen.

Crataegus oxyacantha

Crat.

Zweigriffliger Weißdorn

> # „HERZTONIKUM!"
>
> ## „Verzweifelte Angst mit Herzklopfen!"

Lässt ärgerliche und reizbare Herzpatienten ruhiger werden.

Schwindel. ANGINA PECTORIS. Puls: Beschleunigt, schwach, unregelmäßig, aussetzend. Diabetes mellitus bei Kindern.

! **Große Atemnot bei geringster Anstrengung.**

☺ **Frische Luft. Schonung. Ruhe.**

☹ **Im warmen Zimmer. Kummer.**

💡 Altersherz, mit Kurzatmigkeit und Wassereinlagerungen in den Beinen: D6 bis D12.
Laut Boericke kann dieses Mittel Krusten und Ablagerungen der Arterien auflösen ➜ auch Digitalis.

Cuprum metallicum

Cupr.

Kupfer

> **„KRAMPF + ANSPANNUNG!"**

Emotional und körperlich verkrampfte Menschen. Schreit schrill, anfallartig. Epilepsie. Chorea. Will Schokolade. Verhaltensstörungen bei Kindern, Kind schlägt um sich, ahmt jeden nach; abwechselnd nachgiebig und dickköpfig.

KEUCHHUSTEN. Atemdepression bei Neugeborenen. Beißen (beim Stillen in die Brustwarze). Speichelfluss; schleimiger, metallischer Geschmack im Mund. Konvulsionen, Spasmen, Krämpfe.

⚠️ **Körper eiskalt bei Fieber. Auswurf fliegt weit heraus.**

🙂 **Ein Schluck kaltes Wasser bessert Husten mit Erbrechen. Schwitzen.**

Zorn. Unterdrückungen (Entzündungen, Ausscheidungen, Schweiß). Erbrechen.

 Im Wechsel mit Drosera bei Keuchhusten. Krämpfe mit Zuckungen, auch krampfartiger, spastischer Husten – wenn Magnesium phosphoricum nicht hilft, D12, alle ein bis sechs Stunden.

Curare woorari

Cur.

Pfeilgift südamerikanischer Indianer
(diverse Brechnussgewächse)

„SELBSTMITLEID!"

„Lass' mich in Ruh'!"
„Ich will keinen sehen!"

„Stummer Schrei: ‚Ich bekomme alles mit, kann mich aber nicht bewegen!'"

„Atemlähmung mit sehr großer Angst!"

Gleichgültig gegen alles, was um sie herum geschieht. Will niemanden sehen. Lähmung bei vollem Bewusstsein und ohne Verminderung des Gefühls. Patient ist traurig über sich selbst. Er kann seine Finger nicht heben.

Drohende Atemlähmung beim Einschlafen. Verringerte Reflexe. Von den Schultern ausgehende Schwere in den Armen, Schwäche derselben. Muskelrelaxans. Motorische Lähmungen insbesondere bei Diabetikern (viel Durst, stark vermehrter Urin!) und alten Menschen. Blutsickern!

⚠️ **Träume vom Vortag, von Feuer bei nervöser Schwäche. Blauer Körper, trotzdem Fieber. Sehr großer Durst, daher bei Diabetes mellitus bedenken!**

🙂 **Nach dem ersten Bissen, bei ohnmächtigem Hunger.**

☹️ **2.00 Uhr morgens.**

💡 Progressive motorische LÄHMUNG bei zentraler HYPOTHERMIE.
Altersmittel: Muskelschwäche und einschlafende Glieder.

Digitalis purpurea

Dig.

Fingerhut

„Mein HERZ steht still!"

„Kalkulierend charmanter Ladykiller!"

„Dein Herz zu mir – aber meins bleibt hier!"

Jeder Schreck schlägt auf den Oberbauch, Magen. Im Schlaf schreckt er hoch, aus Furcht er falle aus großer Höhe. Vernichtungsgefühl des Magens, NICHT besser durch Essen!

Bläuliches Gesicht. Zyanose. Beginnendes Vorhofflimmern. Seeehr laaaaaangsamer Puls. Ödeme, innere, äußere. Harndrang, als ob ein Strohhalm hin und her gestoßen würde. Urethritis.

⚠ **Angst bei Herzerkrankung, unterdrückter Menses und Amenorrhö. Leber vergrößert, aber muss beeindrucken durch bestes Essen und Wein. Entfärbter Stuhl.**

🙂 **Kühle Luft. Leerer Magen. LIEGEN!**

☹ **Aufstehen, Anstrengung. Nach Mahlzeiten. Aufrechtes Sitzen. Musik.**

💡 Herzklappenfehler, Endokarditis (Arzt aufsuchen). Vorsicht bei der Dosierung. Bei palliativer Nutzung ist Urtinktur angezeigt.

Wenn das Herz zu schlagen aufhört (Arzt aufsuchen): Urtinktur bis C6. Bei Besserung Dosierung senken!

😉 *Don Juan.*

Drosera rotundifolia

Dros.

Sonnentau (Fleischfressende Moorpflanze)

> **„KEUCHHUSTEN!"**
>
> **„Mein Husten kommt immer, wenn ich abends im Bett den Kopf auf das Kissen lege!"**

Argwöhnisch. Misstrauisch. Angst, andere zu verletzen. Fühlt sich abhängig oder verfolgt von Feinden. Selbstmord durch Ertrinken. Braucht seine Freunde, die ihn täuschen, quälen und im Stich lassen.

Tiefer heiserer Reizhusten: Krampfhaft, trocken, in schnell aufeinanderfolgenden, erstickenden Anfällen. Krümel-im-Hals-Gefühl. Feder-im-Kehlkopf-Gefühl. Husten lässt erbrechen. Krampfhusten bei Masern. Linke Gesichtshälfte kalt, rechte heiß! Tuberkulose (Niedrige Potenzen!). Sein Bett ist zu hart – DD: Bell. Ermüdungskatarrh bei Rednern.

⚠️ **Asthma beim Sprechen. Nasenbluten durch Husten. Würgen. Heiserkeit.**

🙂 **Druck, Kratzen. Frische Luft.**

☹️ **Nach Mitternacht. Hinlegen. Trinken, Singen, Lachen. Warmwerden im Bett.**

💡 Kinder husten am Tag überhaupt nicht, aber abends im Bett, sobald der Kopf das Kissen berührt!

Keuchhusten: Laut Hahnemann sichere Heilung innerhalb sieben bis neun Tagen bei zusätzlicher Diät und nicht zu früher Wiederholung der Gabe.

Dulcamara

Dulc.

Bittersüßer Nachtschatten

„WETTERWECHSEL
von trocken–warm
zu FEUCHT–KALT
verschlimmert!"

„Wenn du nicht machst,
was ich will, dann ...!"

Besitzergreifendes, dominantes Familienmitglied. Will anderen seinen Willen aufzwingen. Kann sich nicht unterordnen. Streitsüchtig, Neigung zu fluchen ohne Zorn. Sucht die Schuld bei anderen. Krankheit (Asthma, Neurodermitis) wird als Waffe eingesetzt.

Mangel an Lebenswärme, anfällig für Erkältungen. Schnupfen mit Nackensteifigkeit. Muttermilch versiegt nach Erkältung. Blasenentzündung. Unterdrückung von Hautausschlägen. Herpes labialis vor Menses (DD: Nat-m.). Urtikaria bei Wärme und körperlicher Anstrengung.

⚠️ **Alle Beschwerden durch Wetterwechsel und feuchte, nasse Kleidung. Folgen von heißen Tagen/kalten Nächten! Nase wird frei durch Warmarbeiten.**

🙂 **Wärme, trockenes Wetter. Umhergehen.**

🙁 **Feuchtigkeit. Durchnässen.**

💡 Mittel für Menschen, die in feucht-kalten Räumen leben oder arbeiten. (DD: Nat-s.).

Eifel lava

Eifel

Lavakrotzen vom Goldberg in Ormont, Eifel

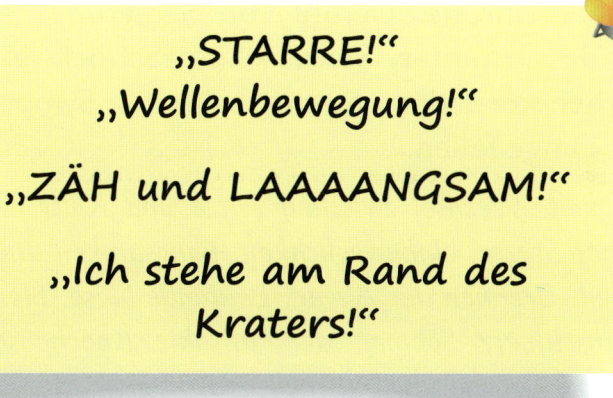

> „STARRE!"
>
> „Wellenbewegung!"
>
> „ZÄH und LAAAANGSAM!"
>
> „Ich stehe am Rand des Kraters!"

Dieses Mittel wurde von mir mit einer sensitiv geschulten Homöopathie-Gruppe mit Aufstellungserfahrung in einer AMEA (Arzneimittelentwicklungsaufstellung) geprüft.

Da sich die Lava in der Eifel u.a. durch ihren Silikatanteil von der isländischen unterscheidet und geologisch sehr viel älter ist, wäre es sicherlich interessant, das Mittel weiteren Prüfungen zu unterziehen, auch im Hinblick auf die Eigenschaften der Eifelbewohner, die als „kleines, listiges Bergvolk" der Lava sowie deren Strahlung von jeher ausgesetzt sind und waren.

Aggression. Eigensinn. Trauer. Gleichgültigkeit. Weinen. Unruhe. Gefühl von Sedierung. Abspaltung des Traumas. Schreck und Schock. Wechsel zwischen körperlichen und seelischen Symptomen. Lässt Dinge fallen.

Müdigkeit. Wechsel zwischen Hitze und Kälte. Wechsel zwischen Starre, Unbeweglichkeit, Langsamkeit und Ruhelosigkeit. Brennen der Augen. Laufende Nase. Herzrasen. Rückenschmerz. Schmerz der Fußsohle. Knochenschmerz, -schwund, -wucherung. Narbenschmerzen.

 Erstarrte Bewegung.

 Folgende Potenzen brachten in der AMEA die besten Ergebnisse:
- C1000: Absonderung setzt ein, deutliche Lösung der Starre. Müdigkeit ist weg. Generelle Entspannung. Eigensinn, Knochenschmerz geheilt.
- LM 30: Heilt Schreck, Schock und Ruhelosigkeit.

Elaps corallinus

Elaps.

Korallenschlange

> „Ich will in meiner Höhle bleiben!"
>
> „Sie verkriecht sich grübelnd in die Ecke und hofft, dass ein anderer die Entscheidung trifft!"
>
> „Furcht vor der Höhe, sie könnte ihre Position verlieren!"

Angst vor Regen! Abneigung gegen Gesellschaft, will aufs Land, von den Menschen fort, aber Angst alleine zu sein. Angst vor Entscheidungen. Träume vom Fallen. Mürrisch. Abwesend. Eifersucht. Gesprächigkeit. Egoismus.

KALTES wird nicht vertragen. Gefühl, in der Brust steige Eiswasser auf und ab. Schwerhörig mit schwarzem, hartem Ohrenschmalz. Asthma oder Pneumonie mit dunkelroter bis schwarzer Verfärbung der Zunge. Dunkle Blutungen. Rechtsseitige Lähmung. Neigt zu infektiösen, septischen Zuständen mit Fieber. Spasmen innerer Organe. Zyanose. Schwarze Absonderungen. Brennen in Speiseröhre und Magen.

Gefühl von eisiger Kälte in der Speiseröhre bis in den Magen, nach kalten Getränken.

Liegen auf dem Bauch (Magenschmerz).

KALTES. Essen von Früchten. Nasses Wetter.

Laut Farokh Master ist *Elaps corallinus* angezeigt bei Uteruskarzinom, Ösophaguskarzinom.

Ferrum metallicum

Ferr.

Eisen

„Die eiserne Pulsatilla!"

„Ich kann meinen Schwertarm nicht heben!"

„Dampflok EMMA – freundlich, langsam und kontinuierlich!"

SCHULTERSCHMERZ bei zurückhaltenden, weichen Männern. Erröten wie Pulsatilla vor Scham, Erregung, Schmerz. Bestimmtheit. Rechthaberei. Kommandoton. Empfindlich gegen Papierrascheln, leiseste Geräusche. Kann nicht abwarten. Handeln geht vor Diskutieren. Pseudoplethora (maskiert hier Anämie). Wolfshunger im Wechsel mit Appetitlosigkeit.

Haarausfall. Augenringe. Anämie nach Blutverlust. Mund-volles Erbrechen, ohne Übelkeit, isst gleich weiter. Rheuma der rechten Schulter, aus Überaktivität heraus. ENURESIS. Nasenbluten statt Menses. Uterusprolaps. Abort.

Eiskaltes Wasser erleichtert Zahnschmerzen. Folgen von Prügel.

Beschäftigung. Ablenkung. Langsame Bewegung. Nasenbluten bessert Kopfschmerz.

Mitternacht. Jede Anstrengung. Essen, Blutverlust, Schweiß. Gewicht der Bettdecke.

Asthmaanfall: Braucht dabei Leute, mit denen sie reden kann.

Prinz Eisenherz. Eiserne Lady. Otto von Bismarck, der eiserne Kanzler. Krupp. Thor. Jim Knopf und Lukas der Lokomotivführer – Lok Emma (Michael Ende - Augsburger Puppenkiste).

Flor de pieda

Flor-p.

Steinblüte

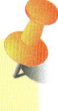

> „STRUMA!"
>
> „Leberschaden nach Hepatitis."

Viele Ideen und klarer Geist. Trotzdem schwierige Konzentration, was zu Depressionen führen kann.

Auffallende Müdigkeit. Hepatogene Migräne. Spannungsgefühl im Bauch. Leberschwäche. Venenstauung. Leberschaden nach Hepatitis; mit toxischer Vorgeschichte.

❗ Schluck- und Räusperzwang.

🙂 Im Freien.

☹ Körperliche Anstrengung, abends.

💡 Wenig geprüftes Mittel. Ein Versuch lohnt aber bei den angegebenen Indikationen: C6, C12, ein bis drei Gaben täglich. C6 über lange Zeit anwenden. Bei Tieren das Mittel der Wahl für Intoxikation infolge Fütterungsfehler mit Leberproblemen.

Formica rufa

Form.

Rote Waldameise

„Polypenverhinderer!"

„Gemeinsam sind wir stark!"

„MALOCHE, MALOCHE!"

„VERFLUCHT, VERFLUCHT!"

„Lustloser, kollektiv orientierter Arbeitsmensch rackert unermüdlich ums Überleben und ist fit im Fluchen!"

Unruhe und Bewegungsdrang. Fluchend, malochender Ruhrkumpel oder Stahlarbeiter mit emsig wuselnder Betriebsamkeit. Gefühl, als ob in der Stirn eine Blase platzt.

Nasenpolypen. Verstopfungsgefühl der Nase. Arthritis. Gicht. Plötzlicher RHEUMATISMUS.

⚠️ **Frohsinn nach Schmerzen. Herzweh mit stechendem Schmerz.**

😊 **DRUCK, MASSAGE. WÄRME.**

☹️ **Kälte. Feuchtigkeit. Vor Schneefall.**

💡 Laut Boericke vorbeugend gegen Polypen. Bei einem Fall, der nach Apis aussieht und Modalitäten wie Rhus toxicodendron hat, kann Formica das angezeigte Mittel sein.

😉 *Die Geschichte von der fleißigen Ameise. Einäuglein, Zweiäuglein, Dreiäuglein (Grimm). Ants (Film).*

Fragaria vesca

Frag.

Walderdbeere

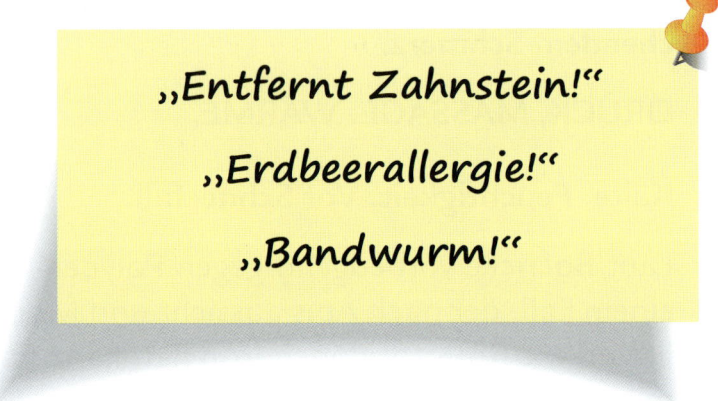

„Entfernt Zahnstein!"

„Erdbeerallergie!"

„Bandwurm!"

Völlige Erschöpfung (kaum geprüftes Mittel).

Urtikariaartiger Ausschlag. Haarausfall. Livides Aussehen. Sprue. Verhindert Steinbildung. Erdbeerzunge.

⚠ **Geschwollener Hals, Zunge.**

🙂 **Nicht bekannt.**

🙁 **Heißes Wetter. Erdbeeren**

Bei allergischer Reaktion auf Erdbeeren, hier auch Pestizidbelastung der Früchte bedenken! Bei Erdbeeranaphylaxie: C200 (DD: Apis). Zur Entwöhnung von Stillkindern. Mangel an Milchsekretion der Brustdrüse.

FSME-Nosode

Nos. FSME (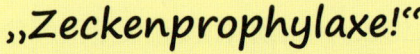 auch Borrelia-Nosode)

Zeckenbissfiebernosode

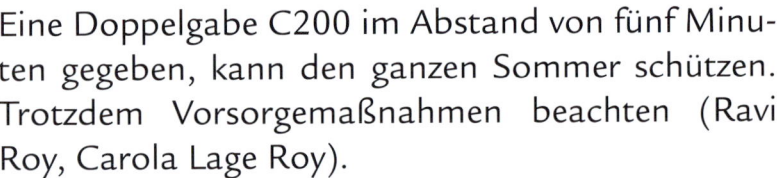

„Zeckenprophylaxe!"

„Entzündung nach Zeckenbiss!"

Eine Doppelgabe C200 im Abstand von fünf Minuten gegeben, kann den ganzen Sommer schützen. Trotzdem Vorsorgemaßnahmen beachten (Ravi Roy, Carola Lage Roy).

Im Falle eines Stichs zusätzlich passende homöopathische Mittel geben (Arzt aufsuchen!).

 Ideal bei Hunden, mehrfach erprobt – hat im zeitigen Frühjahr gegeben den Zeckenbefall verhindert.
Genial zum Austreiben des Zeckenkopfes ist Silicea, D12 mehrfach oder ein bis zweimal als C30.

Fucus vesiculosus

Fuc.

Blasentang

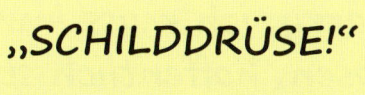 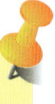

„SCHILDDRÜSE!"

Kaum geprüftes Mittel.

Aktivität und Gefühl der Leichtigkeit.

Hartnäckige Verstopfung. Neigung zu Übergewicht. Nicht-toxische Struma. Morbus Basedow. Fördert die Verdauung und vermindert die Flatulenz.

 Fettleibige Menschen mit Schilddrüsenver-größerung.

 Es lohnt ein Versuch bei Schilddrüsenunter-funktion: C6 oder C12, ein- bis dreimal täg-lich, als Alternative zu Blasentang-Tabletten, über einige Wochen einnehmen.

Gratiola officinalis
Grat.

Gottesgnadenkraut, Gichtkraut

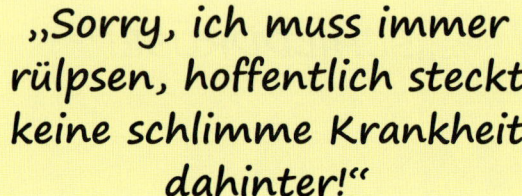

„Sorry, ich muss immer rülpsen, hoffentlich steckt keine schlimme Krankheit dahinter!"

SCHWÄCHE. Nux-vomica-Symptomatik bei Frauen. Geistige Beschwerden durch überheblichen Stolz – Stolz anderer verschlimmert. Abneigung gegen Reden, alle Speisen, alles. Nachmittags um 13.00 Uhr.

Sandgefühl in den Augen. Schwindel mit Schwarzwerden vor den Augen. Bauchschmerz. Blähungen. Verstopfung (gichtige Azidität). Diarrhö: Stuhl wie grünes, schaumiges Wasser. Hämorrhoiden mit Hypochondrie. Masturbation bei Frauen. Übersteigertes Sexualverlangen. Nymphomanie.

⚠️ **Zugluft, kalte Luft verursacht Stuhldrang.**

🙂 **Nach Stuhlgang. Blähungen. Aufstoßen.**

Trinken von zu viel Wasser.

 Sommerdurchfall bei sehr durstigen Kindern, die zu viel heißes oder kaltes Wasser getrunken haben.

Guajacum

Guaj.

Westindisches Heiligenholz

> **„AKUTES RHEUMA + ARTHRITIS!"**

Sieht alt aus. Kritisierend und verachtend. Morgens Mangel an Ideen. Ausgeprägte Periodizität!

Wachstumsschmerz der Unterschenkel. Reichlich stinkende Absonderungen. Unreiner Geruch des ganzen Körpers. Akute eitrige Tonsillitis. Drohender Peritonsillarabszess. Sehnenkontraktion, besonders der Knie. Verbogene Gelenke durch Ablagerungen. Faulige Absonderungen.

⚠️ **Verlangen nach Äpfeln, die bei Magenbeschwerden helfen. Schmerzen und Gefühl des Zusammenziehens zwischen den Schulterblättern.**

🙂 **Kalte Anwendungen.**

☹️ **Bewegung. Berührung. Saurer Wein.**

Wichtiges Mittel bei akutem Rheumatismus der Schultern, Arme, Hände und Finger: C6, C12 oder C30 geben. Wenn es gut passt, C200 oder LM-Potenzen einsetzen. Sehr tief wirkendes Mittel!

Die Mayas therapierten mit der Abkochung der Rinde des Guajakbaums die Syphilis.

Gunpowder

Gunp.

Schießpulver, Schwarzpulver

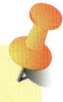

> „BLUTVERGIFTUNG!"
> „FURUNKEL!"

Vorbeugung und Behandlung von Blutvergiftung.

Vergiftete Schnittwunden. Furunkel sind in Gruppen ange-ordnet. Wunden, die nicht heilen wollen. Beschwerden durch verdorbene Nahrung oder verdorbenes Wasser. Septische Eiterung. Schutz gegen Wundinfektion.

Herpes der rechten Augenbraue und Nasenseite hinterlässt dauerhaft Narben.

Mittel der Wahl bei Blutvergiftung: C6, 12 oder 30. Bei hoch akuter Symptomatik (Arzt aufsuchen): C200 geben oder niedrige Potenzen oft wiederholen.

Karl-May-Fans kennen Schießpulver als Mittel bei Blutvergiftung.

120

Hedera helix

Hed.

Efeu

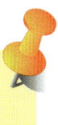

> „Ich hab' so große Angst
> um mein Herz!"

Plötzliche Angst mit Herzklopfen. Das Herz muss gegen einen starken Widerstand, der es am Schlagen hindern will, anpumpen. Guter Appetit mit Abmagerung. Träume von Sexualdelikten, Pornografie.

Erwachen nachts, mit Angst und Herzklopfen. Herzklopfen von der Schilddrüse ausgehend. Asthma. Bronchitis. Laryngitis mit Heiserkeit. Schilddrüsenüberfunktion. Struma. Exophthalmus. Scharfer, wundmachender Fluor.

! **Schwitzen unter den Achseln bei ausgeprägtem Kältegefühl. Hände und Füße eiskalt, rot, feucht.**

☺ **Essen. In frischer Luft, durch kalt Baden. Bewegung, Betätigung.**

Warme Räume, warmes Wetter. Frühjahr. Herbst.

 Die Symptomatik von *Hedera helix* wird weitgehend bestimmt durch den Jodgehalt der Pflanze. Ersatz für Jod bei Patienten, die kein Jod vertragen!

Hekla lava

Hecl.

Asche des Hekla Vulkans, Island

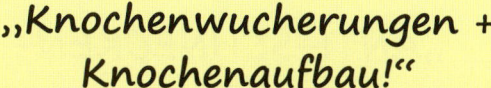

„Knochenwucherungen +
Knochenaufbau!"

„VULKANAUSBRUCH bei
sanften Menschen!"

Bockige, tuberkulinische Menschen. Sanfte Menschen, die ausgesprochen heftig reagieren können.

Gesichtsneuralgie durch kariöse Zähne. Vergrößerung des Kieferknochens.

⚠️ **OSTEOPOROSE. FERSENSPORN.**

🙂 **Nicht bekannt.**

☹️ **Berührung. Druck.**

💡 Das Mittel baut Knochensubstanz auf, wenn nötig, und Knochenwucherungen ab (DD: Calcium fluoratum). Niedrige Potenzen C6, D12, über vier bis sechs Wochen geben.

Helix tosta

Helx.

Geröstete Schnecke

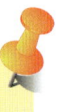

"ANTI-SCHNECKEN-
MITTEL!"

... für den Garten.

Funktioniert tatsächlich bei SALAT!

 Fünf Globuli oder 10 ml Tropfen in circa zehn Liter Gießwasser auflösen. Mindestens zwei Stunden stehen lassen, besser noch über Nacht. Am nächsten Tag das Gießwasser gut umrühren und damit die möglichst noch jungen Salatpflanzen besprühen. Alle drei Wochen wiederholen, bis die Salatpflanzen erntereif sind.

 Christiane Maute: Homöopathie für Pflanzen (siehe Seite 249). Das Schnecken-Bilderbuch (http://www.helix-pomatia.de/BilderbuchPDF-V1.5.pdf).

Helleborus niger

Hell.

Christrose, Schwarze Nieswurz

„KOMA: Ich kann nicht zurück, bin wie betäubt!"

Akutes Opium! Unsensibelstes Mittel der Materica medica. Extrem stumpfsinnig. Muss lange überlegen, antwortet sehr langsam – nachdem er die Frage wiederholt hat. An Bewusstlosigkeit grenzende Betäubung. Erinnert nicht das Gehörte. SEUFZEN. Gefühl des Sinkens. Gleichgültig gegen alles. Kann nicht aus der Bewusstlosigkeit geholt werden.

Meningitis. Enzephalitis. Folgen von Kopfverletzung. Kaffeesatz-Urin. Eitriger Harn. Schrecklicher Mundgeruch.

REAKTIONSMANGEL!

Einhüllen.

Ablenkung.

SCHWÄCHEZUSTÄNDE der SINNESWAHR-
NEHMUNG: Wenn Augen und Gehör in Ordnung sind, der Patient aber trotzdem nicht gut
sehen oder hören kann.

Hura brasiliensis

Hura

Sandbüchsenbaum

> „Ich bin ein unerwünschter Aussätziger: Ich verliere alle Freunde und bin allein auf der Welt – VERLOREN!"

Hoffnungslos, aber will Veränderung. Fühlt sich verlassen, verachtet, aufgegeben, ausgestoßen. Hat sich von einem Unglück nicht erholt. Fühlt sich vom Unglück verfolgt.

Befall der Haut auf nach außen stehenden Knochenpartien, Wangenknochen. Lepra, auch in der Vorgeschichte. Gefühl eines Splitters unter den Daumennägeln. Gefühl von festgezogener Haut der Stirn.

⚠ **Hautbläschen sind so unter Spannung, dass der Inhalt beim Einstich herausspritzt.**

🙂 **Nicht bekannt.**

Kummer. Denken an die Beschwerden.

 Patienten, die sich selbst beißen.
Hura brasiliensis sollte wegen der Hautsymptomatik bei Sklerodermie bedacht werden.

Hydrastis canadensis
Hydr.

Kanadischer Gelbwurz

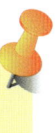

> **„Ach käme der Tod doch endlich!"**

Jähzorn: Wenn Fluor nachlässt; nach Masern bei Marasmus; bei Vergesslichkeit. Tadelt Personen, die anderer Meinung sind. Flucht auf seine Mutter und wirft mit Speisen und Medikamenten.

Klebriger Schleim im Rachen. Knötchenflechte. Befall mit Magenkeimen (Helicobacter pylori). Tinnitus. Brennende maligne Geschwüre. Chronische Zystitis und Pyelitis. Harte angewachsene Karzinome. Runzlige, gesprenkelte Haut.

❗ **APPETITLOSIGKEIT. Abneigung gegen Speisen trotz Hunger. Hunger mit Vernichtungsgefühl.**

🙂 **Wenn Ausscheidungen in Gang kommen.**

☹️ **Trockener Wind. Warme Räume.**

Ausleitung bei Leberkrebs, D4 dreimal täglich. Langsam, tief wirkendes Mittel. Hat laut Seideneder mehr Krebsfälle geheilt, als jedes andere Mittel.

Hydrogenium

Hydrog.

Wasserstoff

„GRENZENLOS!"

„Ich gehe durch höchste Höhen und tiefste Tiefen – aber in meinem Tempo!"

„Computer? – das lass' ich meine Frau machen!"

Hauchdünne Grenze zwischen Erleuchtung, Genialität und Wahnsinn. Zerstreuter Professor. Spaced out. Seelenruhe, Gelassenheit. Langsamkeit. ADS. Uterine Belastung. Manisch-depressiv. Rettet Kinder in seinen Träumen.

Chronisches Müdigkeitssyndrom. Trocknet leicht aus. Parasiten. Gefühl eines großen Klumpens im linken Nasenloch.

⚠️ **Menschen, die aus höchsten Höhen in tiefste Tiefen stürzen.**

🙂 **Musik, wenn mürrisch. Liegen.**

☹️ **Tagsüber.**

💡 Astrologisch: Saturn am MC (= eleviert: Sturz aus höchster Höhe).

😉 *Helmut Kohl. Napoleon.*

Kalium bromatum

Kali-br.

Kaliumbromid

„Deja-vu-Erlebnisse!"

„GOTT-MUTTER verzeiht mir das niemals!"

„Beschwerden nach Einnahme von Beruhigungsmitteln!"

Themen: Moral, Verbrechen, Schuld. Sehr schüchtern. Massive Schuldgefühle bezüglich der Familie. Keine Erinnerungen – wie in Watte gepackt. Viele Beinahe-Unfälle. ZAPPELFINGER! Finger immer in Bewegung: spielen, klopfen.

Rechts-links-Unsicherheit der Linkshänder. Macht Fehler beim Schreiben durch Zittrigkeit. AKNE VULGARIS! PSORIASIS! ZITTERN, wenn er etwas tun muss. Konvulsionen bei Keuchhusten.

⚠️ **Konfliktscheu, man kann sich mit ihm nicht auseinandersetzen. Mangel an Selbstvertrauen.**

🙂 **Geistige und körperliche Beschäftigung.**

🙁 **Finanzielle Verluste.**

😉 *Schöne, neue Welt (Aldous Huxley).*

Kalium nitricum

Kali-n.

Kaliumnitrat

> „ASTHMA!"
>
> „PLÖTZLICHE ÖDEME!"
>
> „Zuerst die Arbeit, dann das Vergnügen!"

Darf erst genießen oder reisen, wenn die Pflicht erfüllt ist.

Luftmangel. Das Kind nimmt die Tasse in beide Hände, nippt gierig, schluckweise. Empfindung geschwollener Nasenlöcher. Schreckliche Asthmaanfälle: ERSTICKUNGSGEFÜHL – mit viel Durst und Übelkeit, trinkt kleine Schlucke zwischen den Atemzügen. Spastischer Krupp. Ohnmachtsgefühl. Reichlich schwarzes Blut, auch Menses.

⚠️ **Ödeme treten plötzlich auf und verschwinden schnell.**

🙂 **Fahren im Wagen.**

Feuchte Kälte. Genuss von Kalbfleisch.

 Träume: Der Penis bricht ab.

Latrodectus mactans

Lat-m.

Schwarze Witwe, Stundenglasspinne

„EISKALT
DURCHGEKNALLT!"

„KONTROLLSUCHT!"
„TODESKAMPF!"

„Notfallmittel: Herzinfarkt,
Angina pectoris!"

„Mein Leben hängt am
seidenen Faden!"

„Beißt ihren eigenen
Rückzugsfaden durch, d.h.
der Patient verbaut sich den
eigenen Rückweg!"

Extreme Angst. Grimassen. Schreit und heult vor Schmerzen. Depression – mit dem Wunsch sich zu erhängen. Furcht vor Wasser. Angriffslustige Spinne. Spinnt ihr Opfer ein. Frisst das Männchen direkt auf. Hinterhältig aus Hilflosigkeit. Wird wütend, wenn ihre Bemühungen missachtet werden.

Koronarthrombose. Akute und chronische Herzprobleme mit extremer Unruhe. HOCHDRUCKKRISEN. Apoplex. BRETTHARTE Bauchmuskulatur (akutes Abdomen!), starr, schmerzunempfindlich. Extreme Spannungszustände. Heißhunger.

Muss sich ständig bewegen, obwohl das verschlimmert!

Erbrechen schwarzen Blutes. Kochend heiß Baden lindert Spasmen und Krämpfe. Feuchtigkeit. Rauchen.

Geringste Bewegung, aber unruhig, kann nicht still liegen.

Notfallmittel bei Angina pectoris. Bei Schmerzen in der Herzgegend, die bis in die Achselhöhle und/oder den Arm herab bis in die Finger ausstrahlen (Arzt aufsuchen). Periodizität: Beschwerden alle zwölf Stunden!

„Ich bin die Schönste im ganzen Land!" (Schneewittchen, Königin!).

Laurocerasus

Laur.

Kirschlorbeer

„Notfallmittel: Herzinfarkt, Apoplex!"

„Angst geht vom Bauch bis in den Kopf!"

„Mama, ich hab' am Kirschlorbeer genascht!"

Reizbar. Redet viel.

Allgemeine Kälte, die durch Wärme nicht gebessert wird. Schmerz von den Schultern bis in die Fingerspitzen – kann keine Gegenstände mehr halten. Zyanose Neugeborener. Angeborene Herzfehler: Trommelschlägelfinger, dunkelblaue Lippen, Dyspnoe. Grünlicher Auswurf wie Froschlaich.

(!) **Getränke rollen hörbar durch Ösophagus und Eingeweide.**

☺ **Bettruhe. Liegen, Oberkörper hochlagern.**

☹ **Aufrechtes Sitzen bei Zyanose und Dyspnoe. Im Zwielicht (Gemüt).**

💡 Hat Kind geholfen, das Kirschlorbeer genascht hat (Arzt aufsuchen): Laurocerasus C30. Notfallmittel bei Herzinfarkt und einziges Mittel bei Apoplex mit Sprachstörung – hat im akuten Fall die Sprache zurückgegeben (Praxiserfahrung). Bei Sprachstörung nach Apoplex: Wichtigste Mittel sind hier Nux vomica und Stramonium, letzteres strengt sich lang an, bevor ein Wort herausgebracht wird. Bei dieser Symptomatik Arzt aufsuchen.

Luffa operculata

Luf-op.

Vegetabilischer Schwamm, Kürbisgewächs

„Sinusitis bei Allergie!"

„Meine Nase ist so trocken!"

Wenig geprüftes Mittel!

Lebhaft. Reizbar. Angst. Depressiv. Teilnahmslos.

Schorfe auf den Nasenwänden. Hausstaubmilbenallergie. Schimmelpilzallergie. Heuschnupfen. Allergie gegen Tierhaare.

⚠ **Eiskalter Körper mit brennendem Durst.**

🙂 **Hohe Luftfeuchtigkeit.**

☹ **Zu trockene Luft.**

Luffa hat in niedrigen Potenzen unterschiedliche Wirkung.

- Luffa D4: Schnupfen ist chronisch, trocken. Schorfbildung. Trockene Nasenschleimhaut.
- Luffa D6: Reguliert den Sekret-Fluss. Stockschnupfen, verstopfte Nase, dickes, schleimiges Sekret. Nebenhöhlenentzündung.
- Luffa D12: Mindert den Sekret-Fluss. Fließschnupfen, dünnflüssiges Sekret, Heuschnupfen.

Luna

Luna

Mondlicht

„MONDSÜCHTIG!"

„MONDGESICHT!"

„Unangenehme Dinge aus der Vergangenheit lassen mich nicht los!"

Somnambulismus. Gemütssymptome und Stimmungsschwankungen, die vor der Menses auftreten, werden gebessert.

Bei Ödemen, besonders im Gesicht, an Hals und Händen, immer auch an Luna denken.

⚠ **Gemütssymptome schlimmer vor Vollmond.**

🙂 **Im Freien. Kalte Anwendungen.**

🙁 **Vollmond und am Tag davor.**

Astrologie: Sternzeichen Krebs, Mond aspektierte Menschen sollten das Mittel bedenken. Kann Bellen der Hunde bei Vollmond positiv beeinflussen.

Lyssinum

Lyss.

Tollwutnosode

> „Es wird etwas Schreckliches geschehen!"
>
> „KRÄMPFE: Ausgelöst durch FLIESSENDES WASSER oder BLENDENDES LICHT!"

Furcht, verrückt zu werden. Platzangst/Klaustrophobie – muss am Ausgang sitzen. Agoraphobie (kann die Wohnung nicht verlassen). Furcht vor Wasser.

Zähflüssiger, fadenziehender Speichel. Will ständig schlucken, kann aber nicht. Kann keine Flüssigkeit schlucken. Würgen. Schaum vor dem Mund.

❗ **Alle Sinne sind überempfindlich.**

🙂 **Heißer Dampf bei brennendem Schmerz.**

🙁 **Sehen, Hören, Denken an Wasser.**

Bei Hunden Einmalgabe C30 nach der Tollwutimpfung.

Bei empfindlicher Reaktion des Besitzers auf seinen frisch geimpften Hund hat sich das Mittel in der C200 oft bewährt.

Bei Bisswunden mit Tollwutverdacht (Arzt aufsuchen) empfiehlt Ravi Roy Lyssinum C10 000 als Doppelgabe im Abstand von fünf Minuten.

Lyssinum wird auch als extreme Staphisagria bezeichnet.

Malaria officinalis

Malar.

Zersetztes Pflanzenmaterial aus einem Sumpf während der Trockenperiode

„MALARIA-PROPHYLAXE!"

Es gibt aus schulmedizinischer Sicht keinen sicheren Schutz vor Malaria! Prophylaxe hat oft große Nebenwirkungen!

Vorsicht vor Verwechslung mit Sonnenstich, Hitzschlag, Typhus, TBC. In den Tropen mit Rückfallfieber, Kala Azar, Gelbfieber.

❗ **Malariakachexie.**

🙂 **Essen.**

☹️ **Geschlossene Räume.**

Bei Reisen in entsprechende Gebiete unbedingt über Malaria und allgemeine Schutzmaßnahmen informieren!

Eine konsequente Expositionsprophylaxe (z. B. bedeckende Kleidung, Repellentien, Moskitonetze) sollte bedacht werden.

Nach Ravi Roy und Carola Lage-Roy bietet die Nosode ausgezeichnete Schutz- und Heilmöglichkeiten. Empfohlen wird eine Doppelgabe Malaria tropica C200 im Abstand von fünf Minuten. Soll sechs Monate wirken. Bei Infektion zudem die passenden Mittel wählen!

Mandragora e radice

Mand-e-r.

Alraune

„Der nicht geschriene Schrei!"

„Es hat mir die Sprache genommen!"

„Ich raune dir zu: Wenn du mich rausziehst, schrei' ich dich zu Tode!"

„Mittel für Menschen, die ihr magisches Potenzial verleugnen!"

Überempfindlich gegen Geräusche. Kann die eigene Opfer-Täter-Seite bewusst machen. Doch Vorsicht bei TRAUMA (bei zu schnellem Bewusstwerden: Astacus fluviatilis [Flusskrebs] einsetzen, gibt Schutz)! Zwanghafte Sexualität.

Muskelkrämpfe, Neuralgien mit Taubheit. Muss bei fieberhaften Sommerdurchfällen essen. Plötzlicher, unwiderstehlicher Entleerungsdrang, schafft den Toilettengang nicht. Kopfschmerz. Prämenstruelles Syndrom (PMS). Krampfhafter Reizhusten.

⚠️ **Gefühl des Brennens an verschiedenen Körperteilen. Erträgt keine heißen Umschläge. Radieschenunverträglichkeit.**

🙂 **Essen. Liegen. Rückwärtsbeugen (Herzbeschwerden). Bewegung an frischer Luft.**

☹️ **Vor Gewitter, Schwüle. Stehen. Fett. Alkohol. Tabak. Kaffee.**

💡 Patienten, die nach Schock verstummt sind, lernen wieder zu schreien!

😉 *Hexe. Die letzte Kriegerin (Film). Alraunen (Harry Potter).*
„Die klügsten Waldgeister sind die Alräunchen,
Langbärtige Männlein mit kurzen Beinchen,
Ein fingerlanges Greisengeschlecht,
Woher sie stammen, man weiß es nicht recht."
(Aus: Waldeinsamkeit von Heinrich Heine
[1797–1856])

Mezereum

Mez.

Seidelbast

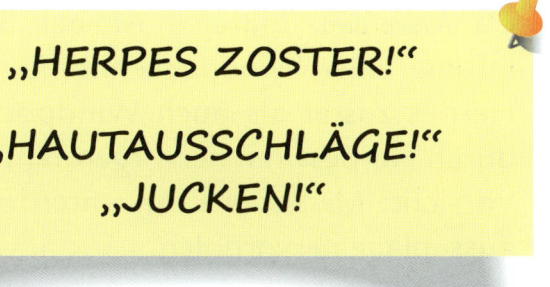

„HERPES ZOSTER!"

„HAUTAUSSCHLÄGE!"
„JUCKEN!"

Streitsucht. Schnelle Reue nach Zorn. Schwäche im Magen nach Schreck.

Bläschenartige Hautausschläge, wie Rhus-t., werden zu dicken Borken, aus denen Eiter hervorsickert, schmerzhafte Krusten! Hodenschwellung. Haut-, Lungenbeschwerden nach Pockenimpfung. Stillt Blutung der Wunde vom Abreißen der Mullkompressen.

- ❗ **Empfindlich gegen kalte Luft. Mangel an Lebenswärme, aber Wärme verschlimmert.**

- 🙂 **Im Freien. Kühle Luft, Wasser.**

- 🙁 **Leichteste Berührung (Kleiderkontakt!). Bettwärme. Kratzen. Kaltes Waschen. Wetterwechsel.**

Es wäre interessant, in Erfahrung zu bringen, ob *Mezereum* hilfreich ist bei Beschwerden infolge einer Windpockenimpfung – sowohl Herpes zoster als auch Windpocken werden durch Herpesviren hervorgerufen.

Vorsicht: *Mezereum* kann unterdrückte Hautausschläge hervorholen.

Millefolium

Mill.

Schafgarbe

> „BLUTSTILLUNG!"
>
> „Verletzung nach Sturz aus der Höhe!"
>
> „Innere Blutungen nach Verheben, Überanstrengung oder Verletzung!"

Schlägt mit dem Kopf gegen die Wand mit Zucken der Lider und der Stirnmuskeln.

Blutstillung. Hellrote, dünnflüssige Blutung. Blutung aus allen Körperöffnungen. Nasenbluten. Menstruationsbeschwerden.

⚠️ **Schmerzhafte Varizen in der Schwangerschaft.**

🙂 **Wein.**

Kaffee.

 Bei hellroten und auch lang andauernden Blutungen: z. B. Nase, Darm, innere Organe C30 oder C200 geben.

Morphinum

Morph.

Opiumalkaloid

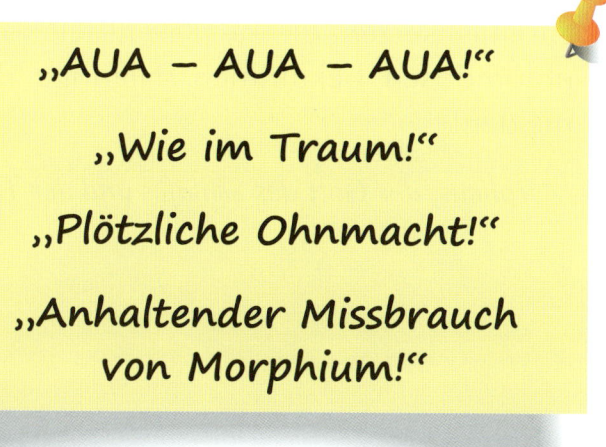

„AUA – AUA – AUA!"

„Wie im Traum!"

„Plötzliche Ohnmacht!"

„Anhaltender Missbrauch von Morphium!"

Nervöse Seite des Opiums, überreizt, hysterisch! Schockzustand nach Schreck, mit weniger Verstopfung als Opium. Plötzliche Ohnmachtsanfälle.

Schmerzempfindlich. Lichtempfindlich. Juckreiz. Tachy- und Bradykardie im Wechsel. Zwerchfelllähmung.

⚠️ **Große Angst vor dem Sterben, besser durch Kaffee.**

🙂 **Kaffee, bei Angst zu sterben.**

☹️ **Geringste Bewegung des Kopfes.**

Versuchsweise bei chronischen Schmerzpatienten einsetzen, die auch eventuell hohe Morphiumdosen bekommen. Niedrige Potenzen meiden!

 Morpheus, der Gott des Schlafes und der Träume.

Naja tripudians
Naj.

Brillenschlange, Kobra

„BÖS-ARTIG!"

„Akuter Herzinfarkt!"

„SCHLANGEN!"

„Ich habe meine Pflicht nicht erfüllt!"

„ADEL!" „Mir ist Unrecht geschehen!"

„GRÜBELN: Alles, was ich mache, ist falsch!"

Unentschlossen. Depressiv. Fehlende Willenskraft bis hin zum Suizid. Dreiecksbeziehungen: Der Eindringling oder derjenige, der sich nicht entscheiden kann. Oft Frauen, die lange die Geliebte in einer Ehe sind. Herzprobleme infolge jahrelang bestehender Dreiecksbeziehungen. Frauen, die sich schlecht unterordnen können. Droht, aber schlägt nur in äußerster Not zu. Midlife-Crisis von Männern mit gescheiterter Ehe.

Akute und chronische Endokarditis. Geschädigtes Herz nach Infektionskrankheit. Herzklappenfehler Jugendlicher, Schulkinder. Herzhusten. Stauungsbronchitis. Angina pectoris. Hyper- und Hypotonie. Heuschnupfen. Schuppenflechte am ganzen Körper. Diphtherie. Empfindlicher Kehlkopf. Greift sich an den Hals. Hyperthyreose. Zyanose Neugeborener.

⚠️ **Pflichtbewusstsein. Schuldgefühle. Sehr empfindlich gegen Kälte.**

🙂 **Rauchen. Stimulanzien.**

☹️ **Enge Kleidung. Liegen auf der linken Seite.**

💡 Herzinfarkt: Notarzt verständigen, bis zu dessen Eintreffen *Naja* C1000 oder C30 alle fünf Minuten, danach bei Schwindel *Arnica* C30, dann eventuell *Lachesis* C30 geben.

😉 *(Brillen-)Kobragesicht. Kleopatra. Bauchtanz. Die Ehefrau der Schlange (indisches Märchen). Lilith.*

Natrium phosphoricum

Nat-p.

Natriummonohydrogenphosphat

„Offenstes Natrium!"

„KUMMER – KOMMUNIKATION!"

„Ich hüte mein Geheimnis!"

Denkt, sie sei dem Partner, den sie liebt, gleichgültig. Hilfsbereit. Nervöse Schwäche. Konzentration schwierig. Leichtes Auffahren.

Krankheiten, die durch ein Übermaß an Milchsäure entstehen, oft nach zu viel Zucker. Diabetes mellitus. HYPERAZIDITÄT.

Erbrechen, Aufstoßen und saurer Geschmack. Gelber, cremiger Belag hinten im Gaumen und auf der Zunge. Entzündung des gesamten Rachens mit Kloßgefühl im Rachen. Blähsucht mit saurem Aufstoßen. Tinnitus rechts. Bronchi-

alasthma. Umknicken. Knacken der Gelenke. Wurmsyndrom: Nase, Afterjucken.

Hält Möbel nachts beim Erwachen für Personen.

Nach Essen. Kälte, frische Luft.

Nach Fasten. Zucker, Milch. Während der Menses.

Unglückliche Liebe kann den Natrium-phosphoricum-Zustand auslösen. Kann Zwischenstadium von Phosphor und Natrium sein – Natrium phosphoricum ist zu verschlossen für Phosphor, aber zu ängstlich für Natrium.

Opium

Op.

Schlafmohn

„Passivität!"

„Hartnäckige, chronische Verstopfung nach Schreck!"

„Seitdem ich nicht mehr in den Bunker muss, wo ich immer gleich Durchfall bekam, habe ich Verstopfung!"

Reaktionsmangel. Mangel an seelischer Reaktion meist infolge von Schock und Schreck. Delirium tremens, akut, durch geringste Mengen an Alkohol. Lügner. Schlafkrankheit. Mittel für alte Sonderlinge, nach langjähriger Ausschweifung. Lähmung bei alten Menschen. Querschnittslähmung.

Gleichgültig, klagt nicht. Sehr scharfes Gehör, auch für Geräusche, die normal nicht wahrnehmbar sind.

Unempfindlich gegen Schmerz. Ileus. Koma nach Verletzung.

VERSTOPFUNG, runde, harte, schwarze Kotballen.

Kälte. Ständiges Gehen. Frische Luft.

Schreck. Seelischer Schock. Emotionen. Furcht. Alkohol. Narkotika.

Gutes Mittel bei chronischer Verstopfung, auch bei Säuglingen und Kleinkindern. Kann auch angezeigt sein, wenn der Schreck viele Jahre zurückliegt und seither eine Verstopfung besteht.

Palladium

Pall.

Palladium

„ANERKENNUNG!"
„GEFALLSUCHT!"

„GUTE-MEINUNGS-
BILDUNGS-SHOW!"

„WAHNIDEE: Vernachlässigt
und verlassen!"

Selbstbewusstsein. Eigensinnig, möchte aber liebenswürdig erscheinen. Innerer Glaubenssatz: „Wenn ich nichts leiste, werde ich verlassen, vernachlässigt, verachtet!" Anerkennung ist sehr wichtig. Mangelnde Anerkennung führt zu totaler Erschöpfung und Verletzung.

Autorität – trotzdem nett. Egoistisch. Leicht beleidigt. Heftiger Sex. Homosexuelle.

Druck bessert! Bearing-down-Syndrom. SCHMERZ im RECHTEN OVAR. Uterusprolaps. Ovarialzysten. Hoden-quetschung. Enuresis.

(!) Gute Laune ist von der guten Meinung anderer abhängig.

☺ Schmeichelei. Berührung. Druck.

☹ Verletzter Stolz. Fehlende Anerkennung.

💡 Oft Künstler oder extrovertierte Männer.

Pertussinum

Pert.

Keuchhustennosode

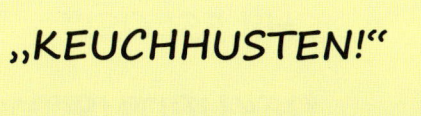

„KEUCHHUSTEN!"

Bei Keuchhusten oder Verdacht darauf: C30 alle vier Stunden wiederholen und/oder mit den zudem angezeigten Mitteln im Wechsel geben.

Petroleum

Petr.

Steinöl

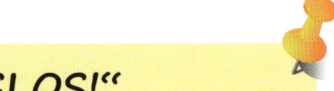

„HILFSLOS!"

„DEKUBITUS!"

„Ich kann mich nur mit Alkohol oder Drogen öffnen!"

Erregbar und hitziges Temperament. Er glaubt zu sterben, daher muss er sich beeilen, seine Angelegenheiten in Ordnung zu bringen. Unscharfes Sehen bei Niedergeschlagenheit. Fixe Idee. „Da liegt schon jemand in meinem Bett!". Erkennt bekannte Straßen nicht wieder.

SCHWEISS- und FETTDRÜSEN. Hautrisse, tief, blutend. Lidrandentzündung. Geschwüre, Risse, Brennen der Nasenlöcher, hinter den Ohren. Mundgeruch nach Knoblauch. Fingerspitzen reißen im Winter auf. Durchfall *am Tag. Erbrechen beim Autofahren. SEEKRANKHEIT. Herpes – genital, anal. Mykose zwischen Skrotum und Schenkeln. Windeldermatitis. Stinkender Achselschweiß.*

⚠️ **Langsame Wundheilung. Eiter. Haut wird kalt, wenn sie nach Kratzen beginnt zu bluten.**

🙂 **Warme Luft. Trockenes Wetter. Sommer.**

☹️ **Bewegung (Autos, Eisenbahn, Schiff). Winter. Winterluft. Feuchtigkeit. Gemütsbewegung.**

 Pruritus bei alten Menschen.

Petroselinum sativum

Petros.

Petersilie

„HARNWEGSSYMPTOME!"

„Säuglinge mit Beschwerden beim Urinieren!"

Wenig geprüftes Mittel.

Durst und Hunger vergehen, wenn der Patient zu essen oder trinken beginnt. Singen einer verstimmten Glocke im Ohr greift den ganzen Körper an.

Beißende Schmerzen. Jucken bei Gonorrhö. Plötzlicher Harndrang. Intensives Beißen und Jucken tief in der Harnröhre. Harninkontinenz bei Prostatahypertrophie, bei Frauen nach Uterusoperation. Folgen von Scharlach.

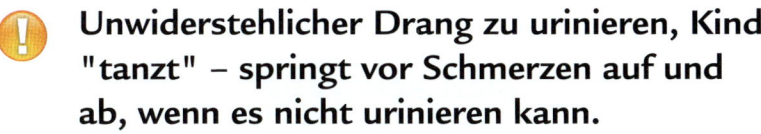 **Unwiderstehlicher Drang zu urinieren, Kind "tanzt" – springt vor Schmerzen auf und ab, wenn es nicht urinieren kann.**

 Zum Entwässern organotrop in C6 oder niedriger geben.
Aufgeblähtes Abdomen nach Knoblauch: C30.
Häufig eingesetztes Mittel in der Phytotherapie.

Physostigma venenosum

Phys.

Kalabarbohne, Gottesurteilbohne

„Ich schwebe!"

„Ich habe Angst zu erblinden!"

„Ich hasse kaltes Wasser, will es weder trinken noch darin baden!"

Redselig im Klimakterium. Lähmungsartiger Zustand von Körper und Geist bei Kummer.

Wichtiges Mittel bei Augenerkrankungen. Glaukom. Ablösung der Makula. Katarakt. Muskelschwäche. Bluthochdruck.

⚠ **Augenprobleme. Träumt, er sei blind, er sei ein Löwe. Muskelschwäche mit Seufzen.**

🙂 **Geistige Anstrengung, Willensanstrengung.**

🙁 **Herabgehen von Treppen.**

💡 Wichtiges Mittel bei Netzhautablösung.
In Nigeria nutzte man Calabar zur Vollstreckung von Gottesurteilen. Verstarb der Angeklagte nach der Einnahme einiger Bohnen, galt er als schuldig. Erbrach er die giftigen Samen, war dies der Beweis für seine Unschuld. Heute ist dieses Ritual verboten.

Phytolacca decandra

Phyt.

Kermesbere

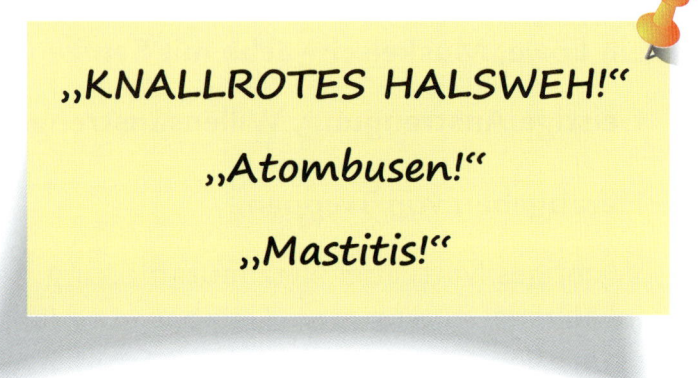

„KNALLROTES HALSWEH!"

„Atombusen!"

„Mastitis!"

Wenig sensibel. Wünscht sich den Tod bei heftigem Erbrechen, bei Mastitis. Will auf alles beißen, was er in den Mund stecken kann. Zahnen bei Kindern. Neigung zu BEISSEN. Wünscht sich den Tod bei Mastitis.

Diphtherie. DUNKELROTE Rachenfärbung bei Halsschmerz. Hypertrophie der Mammae, hart und empfindlich. Schmerz beim Stillen, der von der Brutwarze in den ganzen Körper geht. Schwellung, Entzündung, Verhärtung der Drüsen. Abszesse, Fisteln, Tumoren.

⚠️ **Unwiderstehliche Neigung, die Zähne zusammenzubeißen. Dunkelrot.**

🙂 **Bauchlage. Kalte Getränke. Wärme, trockenes Wetter, Ruhe.**

🙁 **Aus dem Bett aufstehen. Bewegung. Schlucken. Wetterumschwung. Nässe, Durchnässung.**

💡 Wichtiges Drüsenmittel. Scheinschwangerschaft. Mittel bei Quecksilbermissbrauch. Beschleunigt Eiterung.

Plutonium muriaticum

Plut-m.

Plutoniumchlorid

> „Burnout durch jahrelange Macht- bzw. Ohnmachtserfahrung!"
>
> „Ich habe so lang gegengesteuert, gekämpft und alles ausgehalten, immer und immer wieder, jetzt kann ich nicht mehr und gebe immer noch nicht auf!"

Kaum geprüftes Mittel.

Es ist nach meiner Erfahrung angezeigt bei Patienten, denen Plutonium nitricum (➤ unten) geholfen hat, die aber trotzdem immer wieder schicksalhaft in ausweglose Situationen gezwungen wurden. Charakteristisch ist für diese Menschen, dass sie immer weiterkämpfen, trotz der enormen

Gewalt und Ohnmacht, der sie wiederholt ausgesetzt sind. Wenn trotz allem der Zusammenbruch droht und der Patient seinen Kummer zeigt, ist Plutonium muriaticum angezeigt. Das resignierte Plutonium.

 Astrologisch: Wichtiges Mittel für Zeiten, in denen schwierige Pluto-Aspekte über einen langen Zeitraum wirken und der Patient zuletzt nicht mehr kämpfen kann und sich dem Kummer ausgeliefert fühlt.

Plutonium nitricum

Plut-n.

Plutonium

„SUPERGAU!"

„Neandertaler!"

„Macht und Ohnmacht!"

„Autoaggression und Burnout!"

Primitive Instinkte. Primitive, männliche Aggression, Sex. Träumt von Wesen, die halb Mensch und halb Tier sind. Brennende Engel, Kristallnacht. Patient kämpft, kann jedoch nichts erreichen, er ist der Situation ohnmächtig ausgeliefert. Leere, erschöpfte und ausgebrannte Patienten, die aber immer noch viel Energie ins Kämpfen stecken. Patient empfindet sich als gespalten: Engelsgleich und triebgesteuertes Tier. Träume gefallener Engel. Existenzbedrohung. TRAUMAMITTEL.

Genetische Abweichungen. Erbkrankheiten. Krebs. Knochenkrebs. Lungenkrebs. Morbus Hodgkin. Gehirntumor. Leukämie. AIDS. Stirnkopfschmerzen, wie zerschmettert. Schilddrüsenvergrößerung. Lungenbeschwerden. Erbrechen. Durchfall. Knochenmarkerkrankungen, Leukämie.

Isolation mit großer Verzweiflung, als sei er vollkommen alleine auf der Welt.

Radikale Veränderung, Umdenken.

Radioaktivität.

Plutonium hilft in Zeiten, in denen man astrologisch schwierige Pluto-Aspekte durchleben muss, sich machtlos den Lebensumständen ausgeliefert fühlt. Der Plutonium-Mensch kämpft so lange, bis er zusammenbricht (➜ Plutonium muriaticum).

Armageddon. Magie. Tantra. Minotaurus.

Positronium

Positr.

Strahlung von Positronen

„Armageddon!"
„BORDERLINER!"

„Das SCHWARZE LOCH der SEELE!"

„Hoffnung trotz völliger Aussichtslosigkeit!"

Wenig geprüftes Mittel.

Im Zweifel mit seiner Sexualität. Perverse, schwierige Sexualität. Missbrauch. Inzest – mit Neugeborenen. Nekrophilie. Sadismus. Müllkippe. Schweigsam. Ruhelos. Angst „aus dem Ruder zu laufen". Traumamittel.

Arthritis.

Todesgedanken, den Vater betreffend.

 Hat Patienten in verzweifelter, auswegloser Situation geholfen. Auch wenn Aurum oder Adamas versagt haben.

Träume von abgeschnittenem Penis.

Pulex

Pulx.

Menschenfloh

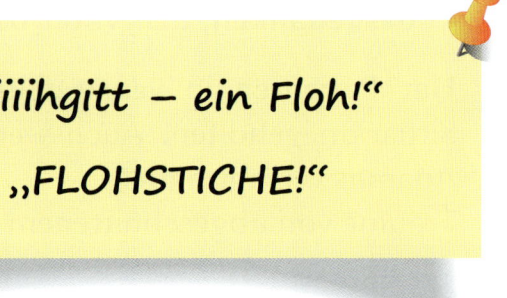

„Iiiiihgitt – ein Floh!"

„FLOHSTICHE!"

Wenig geprüftes Mittel. Cholerische Zerstörungs-wut mit rot angelaufenem Gesicht und hervorquel-lenden Augen. Altes, runzliges Gesicht.

Reizblase vor der Menses.

⚠️ **Stechendes Jucken. Wunde Stellen überall. Friert neben dem Ofen.**

🙂 **Sitzen. Liegen.**

🙁 **Bewegung.**

Nach Flohstich D12 oder C30 oder 200 innerlich und äußerlich (aufgelöst in Wasser) auf die Stiche geben. DD: Ledum.
Hunde, Katzen: Bachblüte *Crab Apple* ins Trinkwasser geben!
Bei Flohbefall im Haus: Elektrischer Mückenstecker (Ultraschall – bei Abwesenheit) ohne chemischen Inhalt (eventuell mit ätherischen Ölen – Allergiker: Vorsicht!), zwölf Stunden lang im ungenutzten Zimmer (im Schlafraum tags, sonst nachts), genau nach einer Woche wiederholen, dann ist auch die Nachzucht weg.

Pyrogenium

Pyrog.

Sepsin, faules Fleisch

„PANARITIUM!"

„Im Fieber kann ich besonders schnell denken und reden!"

Glaubt, sein Körper bedecke das ganze Bett. Glaubt, es sind zu viele Arme und Beine. Schmerzhaftigkeit, wie zerschlagen oder geprellt, muss sich zur Erleichterung bewegen.

Septisches Fieber. Wochenbettfieber und seine chronischen Folgen. Zahnwurzelabszess. Scheußlich, faulig, aashaft riechender Geruch aller Absonderungen. Chronisches Stadium des Wechselfiebers. Puls unverhältnismäßig schnell im Vergleich zum Fieber. Infizierte Biss- und Stichwunden. Zerschlagenheitsgefühl. Wundschmerz.

⚠️ **Steckenbleiben des Fäzes bei Fieber verursacht starke Verstopfung.**

🙂 **Bewegung (Stellungswechsel): Hitze. Heiße Bäder. Trinken sehr heißen Wassers.**

☹️ **Unterkühlung. Nasskaltes Wetter. Verdorbener Fisch, Fleisch.**

💡 PANARITIUM: C30.
Hohes Fieber nach verdorbenem, schlechtem Wasser: C200 alle zwei Stunden, zweimal wiederholen.

Rhododendron aureum

Rhod.

Goldgelbe Alpenrose

„Rheumatisches Gewittersturmbarometer!"

„Kann den Tod des Vaters nicht verkraften!"

„Dogmatische, ältere Ehefrauen, die ihre Ehemänner im Griff haben!"

Angst vor Gewitter, insbesondere vor Donner (kann Furcht oder Sturm immer vorhersagen). Beschwerden durch den Tod des Vaters, kam nie darüber hinweg.

Nackensteifigkeit. Schwellung und Steifigkeit der Gelenke. Rheumatisches Reißen in allen Gliedern. Gicht, besonders der alten Menschen. Hodenquetschung, -schwellung, -ver-härtung. Hydrozele.

Kann nur schlafen, wenn die Beine gekreuzt sind. Vor GEWITTER Verschlimmerung!

Nach Ausbruch des Unwetters. Essen. Anhaltende Bewegung und Wärme bessern sofort.

Vor Gewitter. Kälte. Wind.

Wenn Rhus toxicodendron nicht hilft, an Rhododendron denken.

Rosa damascena

Ros-d.

Damaszenerrose

„ROSENKRIEG!"

„Dornenreicher Weg! –
Wolke sieben!"

„Ich möchte dich lieben,
doch muss ich dich
stechen!"

„Die Rose zeigt dir den Weg
zurück in die Liebe!"

Kann nicht mit und nicht ohne den Partner. Traurige Stimmung. Depression. Ausgeprägte Individualität. Ehestreitigkeiten. Hassliebe zwischen Partnern. Bedingungslose Entscheidung füreinander und den gemeinsamen Wachstumsweg.

Zu Beginn des Heuschnupfens, wenn Eustachio-Röhre betroffen ist. Schwerhörigkeit. Ohrenklingen. Tinnitus: „Ich kann dich nicht mehr hören!"

 Katarrh der Eustachio-Röhre.

 Rosa damascena half, die Liebe wiederzufinden, obwohl der Partner sich in einer Plutonium-Situation befand (Praxiserfahrung).

 Rosenkrieg.

Ruta graveolens

Ruta.

Weinraute

> **„Handgelenkbeschwerden und Augenschmerzen!"**

Gefühl großer Mattigkeit, Schwäche und Verzweiflung.

Augenüberanstrengung. Schmerzen der Augen bei feiner Näharbeit. Wirbelsäule und Glieder verletzt, wie geprellt. Verstauchung. Zerrung. Luxation. Wunde Sehnen. Knochenhautverletzung. Quetschungen. Lahmheit nach Verstauchung. Bänderriss. Frakturen mit Dislokation.

⚠️ **Starker Wundschmerz und Zerschlagenheitsgefühl.**

🙂 **Rückenlage (Rückenschmerz), Bewegung. Kratzen. Reiben.**

☹️ **Berühren. Überanstrengung (Augen, Verletzung, Verstauchung). Kaltes, nasses Wetter.**

Wenn bei Gelenkbeschwerden gleichzeitig Augenbeschwerden auftreten, ist Ruta das Mittel der Wahl.

Im Entzündungsstadium nach einer Verrenkung: 1. Arn., 2. Rhus-t., 3. Ruta, beschleunigen Heilung der Handgelenke und Knöchel, besonders bei Sehnenknötchen.

Sabina

Sabin.

Stinkwacholder

„PLAZENTARETENTION!"

Musik macht nervös. Empfindlich gegen geringstes Geräusch.

Zur Reinigung des Uterus. Gussartige Blutungen, hellrotes Blut mit dunklen Klumpen. Metrorrhagie.

❗ **Musik ist unerträglich.**

🙂 **Kalte, frische Luft.**

☹ **Warme Luft. Hitze. Kleinste Bewegung.**

💡 Wenn die Kuh nach dem Kalben zu schwach ist, um die Gebärmutter zusammenzuziehen, und es zur Plazentaretention kommt, dann Sabina C30 im Wechsel mit Secale geben. Sabina wirkt wesentlich besser als Sepia.

Salvia officinalis

Salv.

Salbei

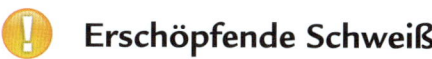

„SCHWEISS – SCHWEISS – SCHWEISS!"

Kitzelhusten bei Schwindsucht. Reizhusten nach Lungen-entzündung.

 Erschöpfende Schweiße.

Ungeprüft, jedoch in der Phytotherapie erfolg-reich angewandt. Sehr gute Erfahrungen mit der Salbei-Urtinktur von Ceres (besonderes Herstellungsverfahren!).

Sambucus nigra

Samb.

Schwarzer Holunder

"Schniefen Neugeborener!"

"Krupp: Kind atmet ein, kann aber nicht ausatmen – wird BLAU!"

Folgen von Schreck: Erstickungsanfälle nach Schreck. Schreckliche Bilder beim Schließen der Augen.

Viel Schweiß. Asthma mit starkem Schweiß. Kind mit Stimmritzenkrampf. Stockschnupfen bei Kleinkindern, chronischer Schnupfen. Erkrankungen des Atemtraktes von der Nase bis in die Lunge. Äußere Wassersucht.

Weinen bei erstickendem Husten, Kind ist plötzlich aufgewacht, hat Atemnot, setzt sich auf und wird blau. Kann nicht ausatmen.

🙂 **Im Bett sitzen.**

☹ **Trockene, kalte Luft. Schlaf. Ruhe. Obst.**

💡 Stockschnupfen bei kleinen Kindern. Bei Bedarf D6.

Scarlatinum

Scarl.

Nosode des aus den Schuppen des Hautausschlags eines Scharlachkranken

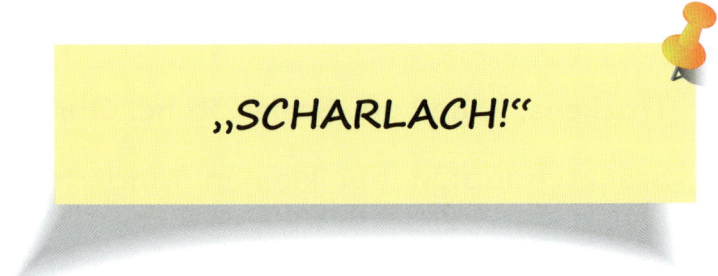

Mittel zur Vorbeugung und Heilung von Scharlach. Scharlachfieber. Störungen nach Scharlach. Halsschmerzen. Verlangen nach Salz.

Das Mittel sollte bei Scharlach immer einen Versuch wert sein!

Scirrhinum

Scir.

Nosode aus hartem, scirrhösem Krebsgewebe

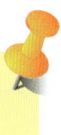

> **„Krebspatient mit Selbstmordgedanken!"**

Wenig geprüftes Mittel (DD: Carcinosinum).

Hereditäre Krebsbelastung. Steinharte Tumoren (DD: Conium). Brustkrebs. Lymphknotenvergrößerung. Würmer.

 Enorm flaues Gefühl am Nabel, das nach unten ausstrahlt.

 Mittelgaben bei einer Krebserkrankung sollten grundsätzlich mit dem behandelnden Arzt abgesprochen werden. Eine gute homöopathische Begleitung ist immer von Vorteil.

Secale cornutum

Sec.

Mutterkorn

> „GANGRÄN!"
>
> „Ich kann die Bettdecke nicht ertragen!"
>
> „Abmagerung trotz extremem Durst und Appetit!"

Große Ruhelosigkeit. Gebärden, schlägt die Hände über dem Kopf zusammen. Sarkasmus und Geringschätzung, spottet über die Verwandtschaft.

Gangrän, gangränöse Entzündungen – Hauptmittel! Muskelkrämpfe. Brachialgie. Bettwärme ist unerträglich bei kalten Gliedern. Cholera. ESSLUST auf Saures. Nasenbluten von Trinkern, alten Menschen, Frauen. Exophthalmus. Uterusbeschwerden, -blutung, bräunlich, übel riechend – ständiges Sickern wässrigen Blutes. Drohender Abort im dritten Monat.

Finger werden weit voneinander gestreckt. Verlangen sich zu entblößen. Unerträgliche Hitze. Innere Hitze und äußere Kälte.

Abdecken. Kälte.

Zudecken. Hitze.

Im Wechsel mit Sabina bei Plazenta-Retention, hat oft bei Rindern geholfen, trotz Pagots Gesetz: Niemals Secale verabreichen, solange der Uterus etwas enthält (Blutgerinnsel, Kind, Membran, Plazenta).

Senega

Seneg.

Klapperschlangenwurzel, Virginisches Milchkraut

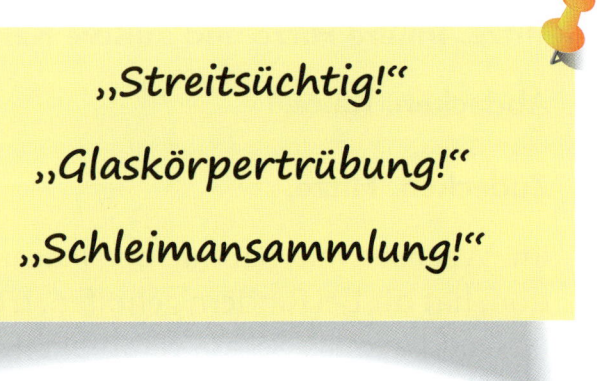

„Streitsüchtig!"

„Glaskörpertrübung!"

„Schleimansammlung!"

Folgeerscheinungen von Katarrh oder Husten. Plötzliche Erinnerung an unwichtige Orte, die er vor Langem gesehen hat.

Lichtempfindliche Augen. Bewusstlosigkeit mit Druck in den Augen, Sehunfähigkeit. Rasseln in der Brust. Viel zähe Schleimsekretion der Lungen bei alten Menschen. Hochräuspern reichlich zähen Schleims.

! **Hustenanfall endet mit Niesen. Trockenheit gewöhnlich feuchter innerer Teile.**

☻ **Beugen des Kopfes nach hinten. Schweiß! Ruhe. Gehen im Freien.**

Beugen des Kopfes nach vorn. Schweiß!

 Fragmente der Linse nach Staroperation werden absorbiert.
Lungenaufbaumittel für Säuglinge, Frühchen.

Sol

Sol

Sonnenlicht

> „SONNENSTICH!"
>
> „SONNENALLERGIE!"
>
> „Beschwerden durch Sonnen-Strahlen!"

Ohnmachtsschwäche. Kraftlos.

Sonnenallergie. Hitzepöckchen. Kopfschmerz durch Sonne. Hautkrebs.

⚠️ **Sehr empfindlich gegen Sonnenbestrahlung am Scheitel.**

🙂 **Jede Wolke, die die Sonne verdeckt, bessert Beschwerden durch die Sonne.**

🙁 **SONNE.**

Sol (Sonne) kommt zum Einsatz gegen radioaktive Bestrahlung in Form von hoher Röntgenbelastung und Strahlentherapie.

Sonnenallergie: C200, einmal vor dem Sonnenurlaub, oder bei Bedarf C30.

DD: Natrium muriaticum.

Spermium

Sperm.

Sperma

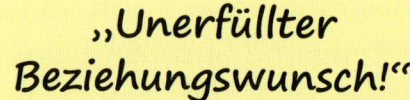

„Unerfüllter
Beziehungswunsch!"

„Kommunikation über
Sexualität!"

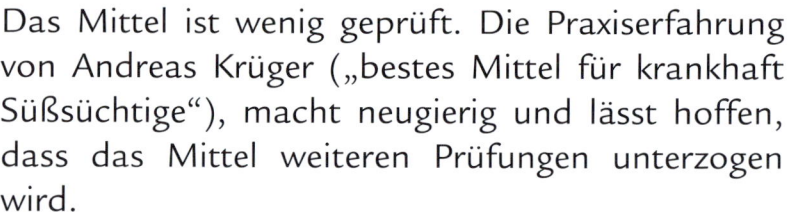

Das Mittel ist wenig geprüft. Die Praxiserfahrung von Andreas Krüger („bestes Mittel für krankhaft Süßsüchtige"), macht neugierig und lässt hoffen, dass das Mittel weiteren Prüfungen unterzogen wird.

Ekel vor dem Ejakulat. Depressiv. Müde. Frustriert. Ohne Perspektive. Verlangen nach Sex statt Arbeit. Furcht vor Männern. Einzelgänger mit Wunsch nach Partner. Kann Einzelgänger bindungsfähig machen.

Nesselsucht. Asthma. Unterleibschmerzen. Liebt alles ungesunde Essen. Unkontrollierter, vermehrter Speichelfluss während des Schlafes.

Motivationslosigkeit. Verlangen nach Süß.

Sperma kann für eine heilende Kommunikation über Sexualität öffnen.

Spongia marina tosta

Spong.

Geröteter Meerschwamm

> „Angst – Atemnot – Husten – Heiserkeit!"

Jede Aufregung verstärkt den Husten. Schläft in die Verschlimmerung hinein. Furcht zu ersticken.

Trockener, bellender Husten. NACHTS. Schwächegefühl in der Brust. Kann kaum sprechen.

⚠️ **Erwacht nach Mitternacht durch Angst mit Herzklopfen.**

😊 **Mit tief gelagertem Kopf liegen. Warme Getränke. Essen.**

☹️ **Trockener, kalter Wind. Liegen. Kalte Getränke. Vor Mitternacht.**

💡 Schmiert trockene Schleimhäute des gesamten Atemtrakts.
Nimmt den Druck auf den Ohren bei Ohrenschmerz, D6–D12.

Tarentula hispanica

Tarent.

Tarantel, spanische

„TARANTELLA!"

„STAMPFTANZ OLE!"

„Der rasende Reporter, Börsenmakler!"

„Meine Füße wippen schneller als die von Medorrhinum!"

Extreme Ruhelosigkeit, ist gezwungen sich zu bewegen, obwohl Bewegung verschlimmert. Alles überreizt. Schnelle, effektive Arbeiter. Hard Rock. Heavy metal. Selbstzerstörerisch. Lockere Moral. Obszön. Greift sein Genitale. Schlauer Fuchs. Listig, manipuliert, um Ziele zu erreichen. Chorea mit Nymphomanie. Angst in der Herzgegend. Kollaps. Apathie und Hektik im Wechsel.

Mitralklappenveränderung mit Atembeschwerden, glaubt zu ersticken. Nagelbettentzündung. Karbunkel zwischen den Schulterblättern. Pruritus der Genitale. Samenerguss schmerzhaft. Abszess. Chorea Huntington. Gewebe dunkelrot oder purpurn geschwollen.

Reaktionsmangel. Extreme Ruhelosigkeit. Weigert sich zu essen. Ruhelose Hände. Läuft langsam, spastisch.

TANZEN. Musik. Schweißausbruch. Reiben befallener Teile.

Eintauchen der Hände in kaltes Wasser. Grelle Farben.

Periodizität der Beschwerden, z. B. zur gleichen Stunde, alle 21 Tage, jährlich.

Michael Jackson. Breakdance. Provokant.

Terebinthinae oleum

Ter.

Terpentinöl, Öl aus dem Harz diverser Kiefernarten

> „BLUTENDE
> SCHLEIMHÄUTE!"
>
> „Rot lackierte Zunge brennt
> wie Feuer!"

Bewusstlosigkeit mit Beschwerden der Nieren nach Scharlach. Hysterische Ohnmacht, kann den Körper nicht bewegen.

Wassersucht, nach Scharlach. Schmerz der Därme zwingt zu häufigem Urinieren. Diabetes mellitus. Meteorismus mit großer Berührungsempfindlichkeit. Mattigkeit mit Harnverhalt.

Brennen in Uterus, Harnröhre. Zunge brennt wie Feuer, ist glatt – wie ohne Papillen, glänzend rot.

Durch Umdrehen auf die rechte Seite im Liegen.

Liegen auf der linken Seite.

 Mittel für Beschwerden nach Schlafen in frisch gestrichenen Räumen.

Theridion

Ther.

Orangenspinne

> ## „ALLES VIBRIERT!"
>
> ### „Jedes Geräusch macht mich wahnsinnig und geht mir bis in die Zähne!"

Extreme Nervosität. Fruchtlose Aktivität. Vibrieren am ganzen Körper – der Behandler vibriert mit – so stark ist die Wirkung! Wut, wenn angefasst (auch sexuell!). Fesselkünstler. Gezielte Zerstörungswut. Extremsport. Extremspekulant. Psychose in der Menopause.

Morbus Menière (Schwindel). HWS-Syndrom, Schleudertrauma, denkt, Kopf sei abgetrennt und alles ist zu laut. Knochenkaries.

⚠️ **Das geringste Geräusch verschlimmert. Zittrige Frostigkeit (Spinne!). Mattigkeit.**

🙂 **Ruhe. Wärme. Warmes Wetter. Rauchen.**

Lärm. Berührung. Augen schließen. Treppen gehen.

 Als Traumamittel in LM-Potenz geben. Bei Theridion-Patienten vibriert die Umgebung mit.

Thyreoidinum/ Glandulae Thyreoidea

Thyr.

Getrocknete Schafschilddrüse

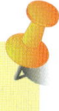

> **„SCHILDDRÜSENFEHL-
> FUNKTION!"**

Kleinwuchs. Kinder mit extremen Lernproblemen. Lernt sehr langsam Sprechen. Sprache babyhaft. Schrift kritzelig.

Hyperthyreose. (Hypothyreose). Myxödem. Struma mit Exophthalmus. Adipositas. Wassersucht.

❗ **Entwicklungsstillstand.**

🙂 **Ruhe. Liegen.**

☹ **Nach Entbindung. Klimakterium.**

Fall: Thyreoideum D200, täglich gegeben, wirkte Blockaden lösend (C30 oder niedrigere Potenzen sollten ebenfalls einen Versuch wert sein). Nach vier Wochen kam die Energie zurück und die Leberfunktion war wieder angeregt, nachdem leberspezifische Mittel und niedrige Potenzen versagt hatten.

Urtica urens

Urt-u.

Brennnessel

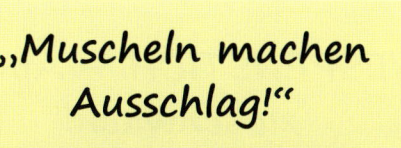

> „Muscheln machen Ausschlag!"
>
> „AKUTE GICHT!"
> „URTIKARIA!"

Wenig geprüftes Mittel.

Urtikaria durch Wärme und körperliche Anstrengung. Ver-
brühungen, Verbrennungen, ersten Grades. Sonnenbrand.
Akute Gicht mit Verschlimmerung durch feuchtes Wetter,
Schneewetter, Waschen. (Bei Apis bessert Kühle!).

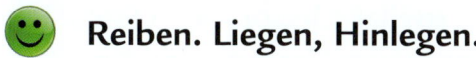 **Reiben. Liegen, Hinlegen.**

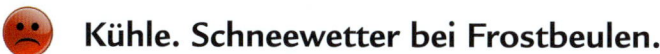 **Kühle. Schneewetter bei Frostbeulen.**

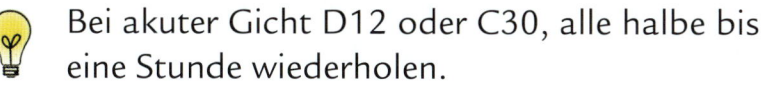 Bei akuter Gicht D12 oder C30, alle halbe bis
eine Stunde wiederholen.

Vespa

Vesp.

Wespe

> „WESPENSTICH – Apis war
> zu schwach!"
>
> „Anaphylaktischer Schock!"
>
> „Frauenkampfsport!"
>
> „Weibliche Aggression gegen
> männliche Übergriffe!"

Extrem aggressiv angespannte Patienten. Völlige Verwirrung. SCHOCK: Sexueller Missbrauch (Stich!) in der Kindheit. Überforderung, Versagensangst.

Beschwerden des linken Ovars mit gehäufter, brennender Harnentleerung. Ödematöse Schwellung mit Brennen, Stechen, Wundsein. Wespenallergie.

⚠️ **Haut und Schleimhaut betroffen.**

😊 **Rückenlage bessert Schwindel. Baden in Essig.**

☹️ **Zorn. Gefühlsbewegung.**

💡 Wespenstich mit Kältegefühl und Frieren um den Stich.
Nach besonders schmerzhaftem Insektenstich, wenn Apis versagt hat.
Anaphylaxie (Arzt aufsuchen): Im Wechsel mit Aconitum geben.

Viola odorata

Viol-o.

Märzveilchen

„Ich hasse Geigenmusik!"

„Karpaltunnelsyndrom gepaart mit Schmerzen im Musculus deltoideus!"

Abneigung gegen Musik, v. a. Geigenmusik. Will Entscheidungen intellektuell, nicht emotional treffen. Ständiges Abschweifen der Gedanken. Leise, sanfte Stimme.

Spannung im Hinterkopf lässt die Stirn runzeln. Schmerz über den Augenbrauen, quer über die Stirn. Kopfschmerz nach nächtlichen Pollutionen. Ohrenschmerz. Bisswunden, Schlangenbisse. Wurmmittel.

⚠️ **Taub für Stimmen, empfindlich für Geräusche. Träume von Auto- und Unfällen.**

🙂 **Nach dem Aufstehen (Schmerz im rechten Handgelenk).**

Beugen des Kopfes nach hinten oder nach vorne.

 Mittel für Frauen mit Rheumatismus, bei denen die Beschwerden des rechten Handgelenks mit Beschwerden der rechten Schulter einhergehen.

Viola tricolor

Viol-t.

Feld-Stiefmütterchen

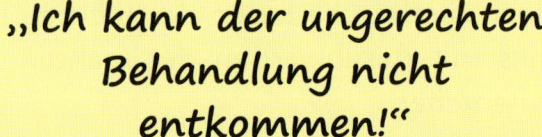

„STIEFMUTTERSITUATION!"

„Ich kann der ungerechten Behandlung nicht entkommen!"

Laut Springer ist der Auslöser oft eine Situation der ungerechten Behandlung oder Vernachlässigung durch jemanden, von dem man abhängig ist. Oder: Kinder (Menschen), die von einer Person, die sie ungerecht behandelt, abhängig sind und keinen Ausweg finden. Klassisches Stiefkind.

Nächtlicher Samenerguss mit lebhaften Träumen laugt Gemütszustand aus. Harn- und Hautsymptome treten gleichzeitig auf. Ekzeme, besonders im Kindesalter. Pruritus vulvae.

⚠️ **Geruch des Urins wie Katzenurin.**

🙂 **Nach Aufstehen vom Sitzen.**

Im Sitzen.

 Kinder (Menschen), die von einer Person, die sie ungerecht behandelt, abhängig sind und keinen Ausweg finden.

 Schneewittchen. Aschenputtel. Frau Holle. Hänsel und Gretel.

Vipera berus

Vip.

Kreuzotter

„Scheintod – OUT OF BODY!"

„RACHE, HASS, WUT!"

„Ausrottung wie Hexenverbrennung!"

„Meine Mutter hatte einen Hass auf Männer!"

„GANGRÄN!"

„Zum Platzen pralle Schwellung der Glieder!"

Erregung, blinde, grenzenlose, tierische Wut. Angst und Panik bis zur Bewusstlosigkeit, reden nicht. Massiver Inzest. Massive Drogensucht. Duster, unheimlich. Selbstzerstörerisch: Zerstört sich, seine Umgebung und auch seine Familie.

Massive Tonsillitis. Hals schwillt zu! Alkoholismus. Gangrän. Akute oder chronische Thrombophlebitis. Patient hat das Gefühl, die betroffene Extremität platze, besonders im Stehen oder Herunterhängenlassen. Füße, Zehen sterben ab.

⚠️ **Stotternde, stockende Sprache. Livide Haut. Haut schält sich in großen Fetzen ab.**

🙂 **Hochlagern der Körperteile.**

☹️ **Herunterhängen der Extremitäten.**

💡 Bewährt bei lang anhaltenden dunklen Blutungen sowie Nasenbluten und Krampfaderblutungen (C12, C30); wenn Hamamelis nicht ausreichend hilft.
Wichtiges Mittel für Frauen mit Beinbeschwerden in stehenden Berufen.
Gangrän: Jeden zweiten Tag C1000 geben, Füße blieben erhalten (Trabold).

😉 *Schneewittchen (Scheintod, Gehässigkeit).*

White marble

Marb-w.

Weißer Marmor

> „Die versteinerte Auster!"
>
> „MARMORENGEL!"
> „KINDERLEICHEN!"
>
> „Ich komme nicht darüber hinweg, dass mein Kind gestorben ist!"

Schamanenkrankheit. Träumt von Christus. Alte Traumata. Stigmatisierte. Thema des Stigmas. Leid der Inspirierten. Menschen, die durch schweres Leid zu ihrer Inspiration finden. Der Patient erlebt seine Krankheit wie eine Passion. Spirituell Suchende und Findende, die krank und ängstlich werden.

Temperaturextreme heiß/kalt. Strahlenfolgen. Strahlenschäden und -folgen (Tschernobyl).

VISIONEN. Patient hat Krankheit bezüglich der geistigen Welt, Engel, kommt aber nicht weiter.

Das Mittel hat der Mutter geholfen, den Tod ihres Kindes besser zu verkraften.
Hilft Menschen, ihre Begegnung mit der überirdischen Welt besser ertragen zu können.

Don Camillo und Peppone.

X-Ray

X-Ray

Röntgenbestrahlter Alkohol

> „Ich glaub', ich riech'
> Schwefeldampf!"
>
> „FOLGEN VON
> RÖNTGENSTRAHLUNG!"

Vor den Menses will sie töten. Gedanken wie im Nebel. Alte Sachen belasten.

Wunden heilen langsam. Sterilität. Atrophie der Sexualdrüsen.

⚠ **Extrem starkes Aktivierungsmittel: Regt den Zellstoffwechsel an. Weckt die geistige und körperliche Reaktionsfähigkeit, bringt unterdrückte Symptome an die Oberfläche. Psoriasis. Abneigung gegen Fleisch bei Männern.**

☺ **Feuchtwarme Anwendungen.**

Sonnenbestrahlung. Im Freien. Nach dem Mittag- und Abendessen.

 Wichtiges Mittel für Bestrahlungsfolgen. Sollte nach Strahlungsschäden unbedingt bedacht werden.

Radium bromatum hilft ebenfalls gegen Strahlenbelastung durch Röntgenstrahlung, Kraftwerksstrahlung (auch Tschernobyl). Es ist ein guter Begleiter bei einer Bestrahlungstherapie und mindert die Nebenwirkungen.

Yohimbinum

Yohim.

Yohimbin

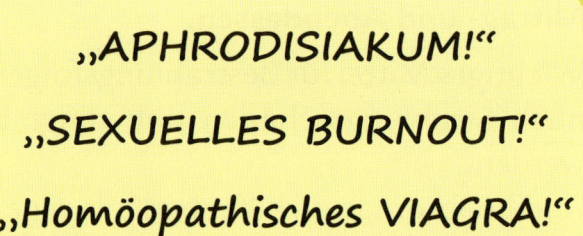

„APHRODISIAKUM!"

„SEXUELLES BURNOUT!"

„Homöopathisches VIAGRA!"

Will und kann nicht. Aphrodisiakum.

Muskelschmerzen. Priapismus (Dauererektion). Kann die Milchbildung stimulieren. Hitze.

 Nicht geben bei akuten oder chronischen Entzündungen der Bauchorgane.
Bei Tieren mit Hodenvergrößerung an Yohimbinum denken.
Sexuelles Stimulans: Niedrige Potenzen, D4 bis D12.

Zincum metallicum

Zinc.

Zink

„ZINKVERBAND!"

„UNTERDRÜCKTE
HAUTAUSSCHLÄGE!"

„Elektrizität in den Beinen!"

„ZAPPELBEINE und
-FÜSSE!"

Kopfrollen. Gehirnaffektionen infolge unterdrückter Exantheme. Patient fühlt sich angegriffen und zu Unrecht „verhaftet". Neurologische Symptome, Kopfschmerz durch unterdrückte Menses. Nervt mit seinen Beschwerden. Kinder, wiederholen, was man ihnen sagt; beantworten Fragen erst, nachdem sie diese wiederholt haben. Das Kind greift sich beim Husten an die Genitalien. Zusammenfahren bei jedem Geräusch.

Kann bei Meningitis cerebrospinalis nach Belladonna angesagt sein. Kann nur im Sitzen urinieren, wenn er sich rückwärts beugt. Blaue, kalte Haut mit innerer Hitze. CAVE: Starke Heilreaktion — Erbrechen, Schweißbildung! Muskelzucken. Zittern, konvulsives Zucken, Unruhe.

! **Hastiges, schlingendes Essen und Trinken. Geist träge, Körper sehr wach.**

☺ **Ausscheidungen. Hautausschlag kommt zurück.**

☹ **WEIN! SITZEN! Unterdrückte Hautausschläge.**

💡 Das metallische Opium. Bei Hirnstörung: Ameisenlaufen nach Mittelgabe, dann kein anderes Mittel geben. Großes Mittel bei Nervenerschöpfung. Wirkt am besten abends. Bei Überarbeitung nach Auswendiglernen, Üben, Wiederholen. Nach unterdrückenden Zinkverbänden.

Notizen

Autorin

Ruth Raspe, Heilpraktikerin
Klassische Homöopathie für Mensch und Tier
Prozessorientiert-Sensitiv-Systemisch

Vita
- 1975 Abitur, Königin-Luise-Schule, Köln
- 1976 Studium der Pharmazie in Braunschweig und Marburg
- 1977 Heirat
- 1979 Geburt der Tochter
- 1981 Mitgründung der Brunnen-Apotheke, Gerolstein, mit Ehemann W. Raspe, Apotheker
- 1981 Mitarbeit in der familieneigenen Brunnen-Apotheke mit den Spezialgebieten Naturheilkunde und Homöopathie sowie Patientenaufklärung
- 1995 Heilpraktikerausbildung an der Deutschen Paracelsus Schule mit Intensivierung des Studiums der Homöopathie (Gabriele Trabold)
- 1995 Fachfortbildung Homöopathie (G. Trabold), Bachblütentherapie
- 1996 Vegatest-Methode
- 1998 Abschluss der Heilpraktikerausbildung, Eröffnung der eigenen Praxis, Beginn der Dozententätigkeit, Kurse in Homöopathie, Patientenaufklärung, Bachblüten
- 1999 bis heute Fachfortbildungen. Homöopathie bei Gabriele Trabold, K.-J. Müller, Andreas Krüger, Rosina Sonnenschmidt. Astrologie bei Jan Reimer
- 2001 bis heute Familienstellen bei Sylvia Götting, eigene Gruppen Familienstellen sowie Englische Psychometrie

- 2002 Lösungsorientierte Kurzzeittherapie nach Steve de Shazer
- 2008 The Work nach Byron Katie mit Robert Betz. Heiler-zirkel

Ruth Raspe liebt die Natur, die Menschen und die Tiere - besonders die „Raspelbande!"

Kontakt

Autorin: Heilpraktikerin Ruth Raspe

Email: praxis@rasperuth.de
Website: www.raspotheke.de

Quellen

Allen, Henry C. *Leitsymptome und Nosoden.* Narayana Verlag, 2008

Boericke, William. *Handbuch der homöopathischen Arzneimittellehre. 4. überarbeitete Auflage.* Narayana Verlag, 2010

Bomhardt, Martin. *Symbolische Materia Medica.* Homöopathie & Symbol, 1999

Mac Repertory - *Schuster*

Seideneder, Armin. *Mitteldetails der homöopathischen Arzneimittel. Materia medica synthetica 3 Bände.* Narayana Verlag, 2007

Seminarmitschriften von Gabriele Trabold, Andreas Krüger, Rosina Sonnenschmidt u.a.

Abbildungsverzeichnis

Birne: Narayana Verlag
Smiley gelb: © bluekat - Fotolia.com
Smileys rot und grün: © Web Buttons Inc - Fotolia
Zettel: © Arcady - Fotolia.com
Pin: © Beboy - Fotolia.com
Ausrufezeichen: © Arcady - Fotolia.com

Arzneimittelverzeichnis

A

Abrotanum 10
Acidum phosphoricum 58
Adamas 12
Aethusa cynapium 14
Agaricus muscarius 16
Agnus castus 19
Alcoholus 20
Allium sativum 22
Aloe socotrina 24
Ambra grisea 26
Anacardium orientale 28
Androctonus amurreuxi hebraeus
      30
Anthracinum 33
Antimonium crudum 35
Apis 37
Apisinum 38
Apis regina 37
Aquila chrysaetos 40
Aquilega vulgaris 42
Aranea diadema 43
Argentum metallicum 45
Aspergillus niger 47
Asterias rubens 49
Aurum metallicum 40, 51
Aurum muriaticum 53

B

Bambusa arundinacea 55
Barium carbonicum 27
Barium phosphoricum 57
Belladonna 99, 228
Berberis 81
Borax veneta 59
Borrelia-Nosode 61

Bothrops lanceolatus 62
Bufo rana 63

C

Cactus grandiflorus 65
Calcium carbonicum 27
Calcium silicata 67
Candida albicans 69
Cannabis indica 70
Cannabis sativa 72
Capsicum annuum 73
Carbo animalis 75
Carcinosinum 33, 195
Chamomilla 85
Chelidonium majus 77
China 56
Chocolate 79
Cholesterinum 81
Cicuta virosa 83
Cina 85
Colchicum autumnale 88
Conium 195
Corallium rubrum 90
Crataegus oxyacantha 92
Cuprum metallicum 93
Curare woorari 95

D

Digitalis purpurea 97
Drosera rotundifolia 99
Dulcamara 101

E

Eifel lava 103
Elaps corallinus 105

F

Ferrum metallicum 107
Flor de pieda 109
Formica rufa 110
Fragaria vesca 112
FSME-Nosode 114
Fucus vesiculosus 115

G

Gratiola officinalis 116
Guajacum 118
Gunpowder 120

H

Hedera helix 121
Hekla lava 123
Helix tosta 124
Helleborus niger 125
Hura brasiliensis 127
Hydrastis canadensis 129
Hydrogenium 131

K

Kalium bromatum 133
Kalium nitricum 135

L

Lac caninum 80
Lachesis 158
Lac humanum 80
Latrodectus mactans 137
Laurocerasus 139
Ledum 61
Luffa operculata 141
Luna 143
Lycopodium 40
Lyssinum 145

M

Magnesium phosphoricum 82
Malaria officinalis 147
Mandragora e radice 149
Medorrhinum 15
Mezereum 151
Millefolium 153
Morphinum 155

N

Naja tripudians 157
Natrium muriaticum 15, 201
Natrium phosphoricum 159
Nux vomica 81, 140

O

Opium 27, 125, 155, 161

P

Palladium 163
Pertussinum 165
Petroleum 166
Petroselinum sativum 168
Phosphor 160
Physostigma venenosum 170
Phytolacca decandra 172
Plutonium muriaticum 174
Plutonium nitricum 176
Positronium 178
Pulex 180
Pulsatilla 107
Pyrogenium 182

R

Radium bromatum 225
Rhododendron aureum 184
Rosa damascena 186
Ruta graveolens 188

S

Sabina 190, 197
Salvia officinalis 191
Sambucus nigra 192
Scarlatinum 194
Scirrhinum 195
Secale cornutum 196
Senega 198
Silicea 27, 56
Sol 200
Spermium 202
Spongia marina tosta 204
Staphisagria 146
Stramonium 140

T

Tarentula hispanica 205
Terebinthinae oleum 207
Theridion 209
Thyreoidinum 211
Tuberculinum 15, 18

U

Urtica urens 213

V

Vespa 214
Viola odorata 216
Viola tricolor 218
Vipera berus 220

W

White marble 222

X

X-Ray 224

Y

Yohimbinum 226

Z

Zincum metallicum 227

Stichwortverzeichnis

A

Abdecken 197
Abdomen
  akutes 138
  aufgeblähtes 169
Abends 109
Abkühlung 46, 50
Ablehnung
  Mutter, durch die 85
Ablenkung 108, 125
Abmagerung 10, 85, 121, 196
Abort 108
  drohender, im dritten Monat
    196
Absonderungen 10-11, 104, 182
  faulige 75, 118
  Nasenabsonderung 90
  reichlich, stinkende 118
  schwarze 106
  unterdrückte 11
  Unterdrückung, von 10
Abszess 33, 172, 206
  Zahnwurzelabszess 182
Abwarten
  kann nicht 107
Abwärtsbewegung 59-60
Abwärtsgehen 59
Abwesend 105
Adipositas 211
ADS 131
Aggression 44, 104, 176, 214
AIDS 177
Akne 50, 67, 133
Akne vulgaris 133
Aktivität, fruchtlose 209

Albernheit 26
Albtraum 24
Alkohol 21, 150, 161-162, 166
Alkoholfolgen
  körperliche 21
Alkoholismus 221
Alkoholkrankheit 20-21
Alleinsein, Verlangen nach 63
Allergie 38, 141
  Erdbeeren 112-113
  Hausstaubmilbenallergie, gegen
    141
  Schimmelpilzallergie, gegen 141
  Sonnenallergie 200
  Tierhaare, gegen 141
  Wespenallergie 214
Altern, vorzeitiges 27
Altersherz 92
Altersschwäche 87
Alterung, vorzeitige 19
Amenorrhö 98
Anämie 107-108
  Blutverlust, nach 108
Anerkennung 163
  fehlende 164
  mangelnde 163
Angina 46
Angina pectoris 44, 54, 65, 92,
    137-138, 158
Angst 87, 138-139, 220
  Agoraphobie 145
  alleine zu sein 105
  andere zu verletzen 99
  Entscheidungen, vor 105
  erblinden, zu 170
  Erwachen, beim 65

extreme 59, 138
Gesundheit, um die 19, 70
Gewissensangst 77
Gewitter, vor 184
große 95
Herzerkrankung, bei 98
Herzklopfen, mit 121, 204
Klaustrophobie 145
Platzangst 145
plötzliche, mit Herzklopfen 121
Regen, vor 105
Schaukeln, beim 59
Sterben, vor dem 155
sterben, zu 155
verletzen, andere zu 99
Versagensangst 214
verzweifelte, mit Herzklopfen 92
Wasser, vor 43
Zukunftsangst 29
Anorexia nervosa 54
Anstrengung 98
geistige 171
geringster, bei 92
jede 108
körperliche 76, 101, 109, 213
Willensanstrengung 171
Anti-Schnecken-Mittel 124
Antriebsschwäche 56
Antworten
langsam 125
Anwendungen 224
kalte 44, 118, 143
Anwendungen, eiskalte 25
Anwendungen, feuchtwarme 224
Anwendung, heiße 29
Apathie 205
Äpfel, Verlangen nach 118
Aphasie 62
Aphonie 46
Aphthen 59

Apoplex 49, 52, 138-140
Appetit, übergroßer 35
Appetit, großer 22
Appetit, guter 121
Appetitlosigkeit 10, 54, 107, 129
Argwöhnisch 99
Arteriosklerose 23, 52
Arthritis 38, 110, 118, 178
Asperger-Syndrom 31
Asthma 27, 39, 87, 100-101,
106, 108, 121, 135, 192, 202
Bronchialasthma 159
Sprechen, beim 100
Asthmaanfälle 135
Asthma, spastisches 27
Atembeschwerden 206
Atemdepression, Neugeborenen, bei 93
Atem, fauliger 73
Atemlähmung 95
Atemlähmung, Einschlafen, beim 96
Atemnot 192, 204
große 92
Atrophie, Sexualdrüsen, der 224
Auffahren
leichtes 159
Schlaf, aus dem 65
Aufgegeben, Gefühl von 127
Aufstehen 98
Bett, aus dem 173
nach dem 216, 218
Aufstoßen 35, 75, 81, 116, 159
Husten, nach 27
saures 159
Auftreten, Gehen, beim 23
Augen 180
hervorquellende 180
lichtempfindliche 198
Augenbeschwerden 189

Augenprobleme 171
Augenringe 108
Augenschmerzen 188
Augenüberanstrengung 188
Ausatmen, kann nicht 192
Ausgestoßen, Gefühl von 127
Ausscheidungen 228
Ausschlag, urikariaartiger 112
Ausschweifung, langjährige 161
Aussehen, livides 112
Auswurf
    fliegt weit heraus 93
    grünlicher 139
Autoaggression 176
Autofahren, beim 167

B

Baden 68, 170
    heißes 64, 77
    kaltes 36, 68
Baden, Abneigung gegen 68
Baden, kaltes, durch 121
Bäder, heiße 183
Bänderriss 188
Bandscheibenvorfall 56
Bauch, gespannter, Operation,
    nach 75
Bauchlage 173
Bauchmuskulatur 138
Bauchschmerz 116
Bauchweh 24
Bearing-down-Syndrom 164
Befruchtung, künstliche 79
Beherrschung, Mangel an 64
Beißen 63, 93, 172
    Zusammenbeißen, Zähne der
    173
Beißen, intensives, Harnröhre, in
    der 168
Belag, gelber, cremiger

Gaumen, hinten im 159
Zunge, auf der 159
Bergsteigen 87
Berühren 188
Berührung 38, 78, 81, 86, 89,
    118, 123, 164, 210
    leichteste 151
Berührungsempfindlichkeit 207
Beschäftigung 108
    geistige und körperliche 134
Beschwerden, geistige 116
Bestimmtheit 107
Bestrahlung, radioaktive 201
Bestrahlungsfolgen 225
Bestrahlungstherapie 225
Betätigung 121
Betäubung 125
Beten 52
Bett 21
    Warmwerden im 100
Bettruhe 140
Bettwärme 151
Beugen
    Kopfes, des, nach hinten 198,
    217
    Kopfes, des, vorn, nach 217
Bewegung 40-41, 78, 89, 118,
    121, 173, 180, 183, 188,
    205
    anhaltende 185
    erstarrte 104
    Finger, immer in 133
    Freien im 27
    geringste 138, 155
    kleinste 190
    langsame 27, 108
    plötzliche 81
    sanfte 17
    schnelle 87
    unerträglich, ist 89
Bewegungsdrang 110

Bewusstlosigkeit 125, 198, 207, 220
  Kollaps, mit 33
Bisswunden 146, 182, 216
  Schlangenbisse 216
Blähsucht 159
Blähungen 75, 116
Bläschen, schwarze 34
Blasenentzündung 38, 101
Blässe 60
Blutfettwert, erhöht 81
Bluthochdruck 23, 170.
  Siehe Hypertonie
Blutstillung 153
Blutungen 64
  dunkle 106, 221
  gussartige 190
  hellrote 153, 190
  hellrote, dünnflüssige 153
  innere 153
  Körperöffnungen, aus allen 153
  Krampfaderblutungen 221
  lang andauernde 154
  nicht gerinnende 62
  zerebrale 62
Blutvergiftung 64, 120
Blutverlust 108
Bohren, Nase, in der 85
Borderlin 28
Borken, dicke 151
Borrelien-Infektion 61
Bosheit 28
Brachialgie 196
Bradykardie 155
Brechdurchfälle 15
Brennen 34, 74, 214
  Augen, der 104
  Harnröhre, in 207
  Körperteilen, an verschiedenen 150
  Magen, im 106

Nasenlöcher, der 166
Ohr, ins ausstrahlend 74
Rippenbogen, unterhalb des rechten 81
Speiseröhre, in der 106
Uterus, im 207
Zunge, auf 207
Bronchitis 67, 121
Brustbeklemmung 37
Brustkrebs 50, 195
Bücken 81
Burnout 56, 174, 176
  sexuelles 226

C

Caput medusae 81
Cholera 196
Cholesterinwert, erhöht 81
Chorea 93, 205
Chorea Huntington 206
Chronisches Müdigkeitssyndrom 131

D

Dämmerung 31
Degeneration
  fettige 21
  Organe, inneren, der 21
Dekubitus 166
Delirium 17
Delirium tremens 161
Denken
  Beschwerden, an die 128
  Wasser, an 145
Depression 17, 31, 51-54, 109, 138, 186, 202
Diabetes mellitus 92, 96, 159, 207
Diarrhö 77, 116. Siehe Durchfall 116

Diathese, harnsaure 89
Diphtherie 158, 172
Drehen, Kopfes des 84
Dreiecksbeziehungen 157
Drogen 166
Druck 38, 100, 111, 123, 164
  Ohren, auf den 204
Druckgefühl, Kopf, am 13
Drüsen, steinharte 75
Dualitätsgefühl 28
Dunkelheit 31
Durchblutungsstörungen 23
Durchfall 10, 15, 24-25, 59, 79,
  161, 166, 177
  Sommerdurchfall 15, 117, 150
Durchnässen 102
Durchnässung 173
Durst 168
  brennender 141
  extremer 70, 196
  großer 73, 96
  viel 96, 135
Durstlosigkeit 38
Dyspnoe 139-140

E

Egoismus 105
Ehestreitigkeiten 186
Eier 34, 89
Eifersucht 105
Eigensinn 104
Eigensinnigkeit 163
Einatmung, tiefer, bei 90
Einhüllen 125
Einschlafen, beim 96
Einschnürungsgefühl 66
Einzelgänger 30-31, 202
Eiterung 167, 173
  septische 120
Ekel, Ejakulat, vor dem 202

Ekzeme 83, 218
  borkige 83
Emotionen 162
Empfindlichkeit 22, 37, 79
Endokarditis 98, 158
Entbindung, nach 211
Entblößen 197
Entleerungsdrang, plötzlicher,
  unwiderstehlicher 150
Entspannung 104
Enttäuschung 13, 35
Entwässern 169
Entwicklungshemmung 63
Entwicklungsstillstand 211
Entwicklungsverzögerung 17, 57
  Kindern, bei 17
  leichte 57
Entwöhnung, Stillkinder, von 113
Entzündung
  Bauchorgane, der 226
  Drüsen, der 172
  septische 33
Enuresis 108, 164
Enzephalitis 125
Epilepsie 17, 59, 63-64, 83, 93
  Sex, nach/während 63
Erbkrankheiten 177
Erbrechen 15, 93-94, 108, 138,
  159, 172, 177, 228
  Autofahren, beim 167
  Husten, durch 99
  mundvolles 108
Erdbeerallergie 112
Erdbeeranaphylaxie 113
Erdbeerzunge 112
Erektionsschmerz 72
Erhängen, Wunsch sich zu 138
Erinnerungen, keine 133
Erkältung 101
Erregbarkeit, starke sexuelle 54
Erregung 107, 220

Erschöpfung 56, 68, 163, 176
 große 89
 völlige 112
Erschöpfungssyndrom 56
Erschütterung 13, 81, 84
 Empfindlichkeit gegen 13
Ersticken 27
 glaubt zu 206
Erstickungsanfälle 192
Erstickungsgefühl 135
Ertrinken 99
Erwache, nachts 121
Erwachen
 beim 65, 160
 nächtliches 60
 nachts 121
Essen 10, 50, 77, 108, 121, 147, 150, 204
 Abendessen, nach dem 225
 beim 29
 durch 69
 hastiges, schlingendes 228
 Mittagessen, nach dem 225
 nach 160
 nicht besser durch 97
 während 74
 weigert sich 206
 wenig 68
Esslust, Saures, auf 196
Exantheme, unterdrückte 227
Existenzangst 52
Existenzbedrohung 176
Exophthalmus 121, 196, 211

F

Fahren, Wagen, im 135
Fallenlassen, Dinge, lässt fallen 104
Fasten 68
 nach 160

Feder-im-Kehlkopf-Gefühl 99
Fehler, Schreiben, beim 133
Feinde, fühlt sich umgeben von 28
Fersensporn 123
Fett 150
Fettstoffwechselstörung 81
Feuchtigkeit 44, 102, 111, 138, 167
Fieber 93, 96, 106, 182-183
 hohes 183
 Scharlachfieber 194
 septisches 182
 Wechselfieber 182
 Wochenbettfieber 182
Finanzielle Verluste 134
Fisch 89
 verdorbener 183
 verdorbener, Beschwerden von 76
Fisteln 172
Flatulenz 23, 69, 75, 115
Fleisch
 Abneigung gegen 224
 verdorbenes 183
 verdorbenes, Beschwerden von 76
Fliegen 87
Flimmern, Augen vor den 44
Flohstiche 180-181
Fluchen 28, 101, 110
 Mutter, auf seine 129
Flucht 90
Flugangst 60
 Landeanflug 60
Fluor 121, 129
 wundmachender 121
Folter 56
Fragen
 antwortet nicht auf 16
 wiederholt die 125

Frakturen 188
Freien
  im 31, 36, 66, 109, 143, 151,
    225
Freundlichkeit 67
Frieren 215
  Ofen, neben dem 180
Fröhlichkeit
  gesteigerte 17
  übertriebene 17
Frohsinn 111
Frostbeulen 213
Frostigkeit, zittrige 209
Frühjahr 122
  im 88
Frustration 202
Furcht 162
  Abwärtsbewegungen, vor 59
  Einschlafen, vor dem 14
  ersticken, zu 204
  Fremden, vor 26
  getadelt zu werden 73
  Herzinfarkt, vor 52
  Höhe, er falle aus großer 97
  Höhe, vor der 105
  Konsequenzen, vor anstren-
    genden 45
  Kontrolle zu verlieren, die 70
  Männern, vor 202
  Narkose, vor 14
  nicht gut genug zu sein 28
  Stuhlabgang, vor, bei Flatus 24
  Tadel, vor 74
  Tieren, vor 63-64
  Tod, vor dem 53
  verletzen, andere zu 31
  verrückt zu werden 70, 145
  Wasser, vor 138, 145
Furunkel 33-34, 120
  dunkelblaue 33
Fußschwielen 35

G

Gähnen 16-17, 86
Gallenkolik 77, 82
Gangrän 34, 62, 196, 220-221
Gebärden 196
Geburt 230
Gedächtnisschwäche 29
Gedächtnisverlust 29
Gedanken
  Abschweifen, der 216
  Nebel, wie im 224
  sinnliche 79
Gefallsucht 163
Gefühle, ekstatische 70
Gefühllosigkeit, Fingerspitzen, in
  den 89
Gefühlsausbrüche, unberechen-
  bare 31
Gefühlsbewegung 215
Gefühlserregung 49
Gehen 52
  Beinen, mit gespreizten 72
  Freien, im 15, 198
  Herabgehen, Treppen von 171
  sehr langsames 17
  ständiges 162
  Treppen 210
  Zehen knicken um, beim 75
Gehirnerschütterung, Folgen von 83
Gehirntumor 177
Gehör, scharfes 162
Geigenmusik 216
Geist, klarer 109
Gelassenheit 37, 131
Gelbfieber 147
Gelbsucht. Siehe Ikterus
Gelenkbeschwerden 47, 189
Gelenke, verbogene 118
Gemüse, verdorbenes, Beschwer-
  den von 76

Genialität 131
Geräusche 42
  empfindlich gegen 107
  geringe 209
  geringste, empfindlich gegen
    190
  leistete 107
  plötzliche 59
  Überempfindlichkeit gegen 149
Geräuschempfindlichkeit 59
Geringschätzung 196
Geruch
  aashafter 182
  fauliger 182
  scheußlicher 182
  Speisen, von 89
  unreiner, Körpers, des ganzen
    118
Geruchssinn, verfeinert 79
Geschlechtsorgane 19
Geschmack
  metallischer 93
  saurer 159
  schleimiger 93
Geschwätzigkeit 26, 37
Geschwüre 166
  maligne 33, 129
  Mund, im 73
Gesellschaft 15
Gesellschaft, Abneigung gegen
    83, 105
Gesicht
  altes, runzeliges 180
  blass, kränklich 85
  bläulich 97
  faltiges 11
  linke Hälfte, kalt 99
  rechte Hälfte, warm 99
  rot angelaufen 180
  rotes 74
  welkes 77

Gesichtsneuralgie 123
Gesprächigkeit 105
Getragen werden 85
Getränke
  kalte 173, 204
  kalte, nach 106
  warme 204
Gewichtsverlust 10
Gewichtszunahme, starke 13
Gewitter 185
  vor 150, 185
Gicht 89, 110, 185, 213
  akute 213
Glaskörpertrübung 198
Glaukom 170
Gleichgültigkeit 104, 162
  gegenüber, allem 125
Glieder, einschlafende 96
Globus hystericus 42
Glücksgefühl, sucht nach 79
Gonorrhö 19, 70, 72, 168
  akute 70
  Folgen von 72
Grausamkeit 29, 43
Greisengesicht, Kindern, bei 11
Grimassen 16, 138
Größenwahrnehmung, gestörte
    17

H

Haarausfall 108, 112
Halsentzündung 38
Halsschmerzen 31, 172, 194
Halsverletzung 83
Hämorrhoiden 25, 74, 116
  brennende 74
Harndrang 37, 97
Harn, eitriger 125
Harnentleerung
  gehäufte, brennende 214

Harninkontinenz 168
Prostatahypertrophie, bei 168
Harnverhalt 207
Harnwegssymptome 168
Haschisch 71
Hass 28
Haut
blaue, kalte 228
gesprenkelt 129
livide 221
runzelige 11, 129
Hautausschläge 38, 83, 151
bläschenartig 151
unterdrückte 152, 227-228
Unterdrückung, von 64, 101
Hautkrebs 200
Hautrisse 35, 166
Heilreaktion, starke 228
Heimweh 73-74
Heiserkeit 46, 100, 121, 204
Heißhunger 10, 69, 85, 138
Abmagerung, mit 85
Heißhunger, unstillbarer 69
Helicobacter pylori 129
Hepatitis 109
Herbst 122
Herpes 19, 120, 167
Herpes labialis 73, 101
Herpesviren 152
Herpes zoster 151-152
Herunterhängen, Extremitäten,
der 221
Herzbeschwerden 54
Herzerkrankung 98
Herzfehler, angeborener 139
Herzhusten 158
Herzinfarkt 52, 137, 139-140,
157-158
Herzklappenfehler 98, 158
Herzklopfen 87, 121
Herzrasen 104

Herzverfettung 65
Herzversagen 65
Heuschnupfen 141-142, 158,
187
Hilfe
anderer 57
benötigt 57
Hilflosigkeit 138, 166
Hilfsbereitschaft 159
Hinlegen 72, 100, 213
Hinterhältigkeit 138
Hirnstörung 228
Hitze 25, 36, 38, 74, 84, 91, 183,
190, 197
innere 197, 228
Kälte, abwechselnd mit 104
Kopfes, des 49
Hitzegefühl, Hals, im 74
Hitzepöckchen 200
Hitzschlag 147
Hochdruckkrisen 138
Hochlagern 140
Körperteile, der 221
Höchstleitung 12
Hodenatrophie 52
Hodenquetschung 164, 185
Hodenschwellung 151
Hodenvergrößerung 226
Hodenverletzung 46
Hoffnungslos 127
Höhe, in großer 87
Höhenkrankheit 87
Homosexualität 163
Hornhauttrübung 72
Hühneraugen 35
Hunger 129, 168
ohnmächtiger 96
Husten 17, 27, 37, 67, 90, 93,
99-100, 198, 204, 227
bellender 90, 204
erstickender 192

Kitzelhusten 191
Kitzelhusten, Schwindsucht bei 191
krampfartig, spastischer 94
Krampfhusten, Masern, bei 99
Lachen, vor 46
Reizhusten 99, 150, 191
Reizhusten, krampfhafter 150
Reizhusten, Lungenentzündung,
    nach 191
Reizhusten, tiefer, heiserer 99
spastischer 94
trockener, bellender 204
Hustenanfall, explosiver 73
HWS-Syndrom 209
Hydrozele 185
Hyperazidität 159
Hyperthyreose 158, 211. Sie-
    he Schilddrüsenüberfunkti-
    on 158, 211
Hypertonie 52, 158
Hypertrophie, Mammae, der 172
Hypochondrie 24, 53, 116
Hypothermie 96
Hypothyreose 211. Siehe Schild-
    drüsenunterfunktion
Hypotonie 158
Hysterie 42

I

Idealisierung 35
Idee
    fixe 166
    viele 109
Ikterus 77
Ileus 162
Imbezillität 63
Impfung
    Pockenimpfung 151
    Tollwutimpfung 146
    Windpockenimpfung 152

Impfung, nach 35
Individualität, ausgeprägte 186
Infektionskrankheiten 65, 158
Insektenstich 39, 215
    Wespenstich 215
Instinkte, primäre 176
Introvertiertheit 26
Inzest 178, 220
Ischiasschmerz 54
Isolation 79, 177
Isolierung 35

J

Jähzorn 129
Jucken 19, 151, 168, 180
    Afterjucken 160
    Gonorrhö, bei 168
    Harnröhre, tief in der 168
    nagendes 19
    Rektum, im 74
    stechendes 180
Juckreiz 29, 37, 155

K

Kaffee 50, 71-72, 150, 154-155
Kala Azar 147
Kalbfleisch 136
Kälte 38, 44, 56, 74, 80, 89, 91,
    111, 158, 160, 162, 185,
    197
    allgemeine 139
    äußere 197
    feuchte 136
    Hitze, abwechselnd mit 104
    innere 89
    Magen, im 106
    Speiseröhre, in der 106
Kälteempfindlichkeit 44
Kältegefühl 121, 215
Kaltes 106

Karbunkel 33-34, 206
Karpaltunnelsyndrom 216
Karzinome, hart gewachsene 129
Katarakt 170
Katarrh 198
Eustachio-Röhren, der 187
retronasaler 90
Kehlkopf, empfindlicher 158
Keuchhusten 90-91, 93-94, 99-
100, 133, 165
Kichern, kindisches 63
Kieferknochen, Vergrößerung, des
123
Kindermittel 85
Klaustrophobie 145
Kleidung
enge 158
schwarze 43
Kleinwuchs 211
Klimakterium 42, 170, 211
Kloßgefühl, Rachen, im 159
Klumpen
Gefühl eines großen 131
Nasenloch, linken im 131
Knacken, Gelenke, der 160
Knoblauch 22, 166, 169
liebt 22
Knoblauchunverträglichkeit 23
Knochenaufbau 123
Knochenhautverletzung 188
Knochenkaries 209
Knochenkrebs 177
Knochenmarkerkrankungen 177
Knochenschmerzen 52, 104
Knochensubstanz 123
Knochenwucherungen 123
Knorpelerkrankungen 46
Knötchenflechte 129
Koitus, nach 17
Kollaps 33, 37, 205
Koma 125, 162

Konfliktscheu 134
Konvulsionen 63, 93, 133
Konzentration, schwierige 109,
159
Konzentrationsstörung 15
Kopfrollen 227
Kopfschmerzen 17-18, 25, 31,
44, 56, 108, 150, 200,
216, 227
Höhe, in großer 87
Nüchternkopfschmerz 29
Sonne, nach 200
Stirnkopfschmerzen 177
Kopfverletzung 62, 83, 125
Folgen von 125
Koronarthrombose 138
Körper, blauer 96
Kotballen
harte 162
runde 162
schwarze 162
Kraftlosigkeit 200
Kraftwerksstrahlung 225
Krampfanfälle 63, 83
Krämpfe 15, 64, 93, 138, 145
Muskelkrämpfe 196
nach 83
Tetanuskrämpfe 84
Zuckungen, mit 94
Krampfhusten 99
Kränkung 54
Kratzen 100, 151, 167, 188
Krebs 177
Krebsbehandlung 81
Krebsbelastung, hereditäre 195
Krebserkrankung 195
Kribbeln, Fingernägeln, unter den
89
Kritiksucht 13
Krümel-im-Hals-Gefühl 99
Krupp, spastischer 135

Krusten, schmerzhafte 151
Kugelgefühl, Körperteilen in 29
Kühle 213
Kummer 13, 33, 53, 92, 128,
    159, 170, 175
Kurzatmigkeit 87, 92

L

Lachen 46, 70, 100
  unkontrolliertes 70
Lahmheit 188
Lähmung 44, 62, 95, 106
  Menschen, bei alten 161
  motorische 96
  rechtseitige 106
Langsamkeit 104, 131
Lärm 210
Laryngitis 121
Laufen, langsam, spastisch 206
Laune, schlechte 10
launisch 85
Lebensmüdigkeit 24
Lebenswärme, Mangel an 101,
    151
Leber, vergrößert 98
Leberentlastung 81
Leberkrebs 81, 130
Leberschaden 109
Leberschwäche 109
Leberschwellung 81
Leberstörungen 21
Leberverfettung 35
Leberzirrhose 21
Leichtigkeit, Gefühl von 115
Lepra 127
Lernen, beim 14
Lernprobleme 211
Leukämie 177
Licht 42
  helles 89

Lichtempfindlichkeit 155
Lidrandentzündung 166
Lidränder, rote, geschwollene 45
Liebe 187
  Hassliebe 186
Liebeskummer 53
Liegen 98, 132, 140, 150, 180,
    204, 207, 211, 213
  Bauch, auf dem 106
  Kopf, mit tief gelagertem 204
  Seite, auf der, linken 158
Likör 71
Linkshänder 133
Lippen
  dicke leicht geöffnete 63
  dunkelblaue 139
Luft
  frische 38, 92, 100, 160, 162
  frischer, an der 87
  heiße 49
  kalte 11
  kalte, frische 190
  kühle 98, 151
  trockene, kalte 193
  trockene zu 141
  warme 190
Luftfeuchtigkeit, hohe 141
Luft, kalte, Empfindlichkeit, gegen
    151
Luftmangel 135
Luft, warme 167
Lügen 45
Lügner 161
Lumbago 25
Lungenaufbaumittel 199
Lungenbeschwerden 177
Lungenentzündung 191
Lungenkrebs 177
Lungenödem 62
Luxation 188
Lymphangitis 64

Lymphknoten, Schwellung der 10
Lymphknotenvergrößerung 195

M

Magen
  leerer 98
  überfüllter 23
Magenbeschwerden 35, 118
Magenkeime 129
Magenschmerz 47, 69, 106
Mahlzeiten 98
Makula, Ablösung der 170
Malaria 44, 147-148
Malariakachexie 147
Malaria-Prophylaxe 147
Mammae, Hypertrophie der 172
Mammakarzinom 49
Manipulation 37
Manisch-depressiv 131
Marasmus 10, 129
Masern 99, 129
Massage 111
Mastitis 172
Mastoiditis 74
Masturbation 63, 116
Masturbieren 63
Mattigkeit 188, 207, 209
Melancholie 17
Meningitis 125
  cerebrospinalis 228
Menopause 209
Menses 108
  unterdrückte 98, 227
  vor den 33, 101, 143, 224
  während der 160
Menstruationsbeschwerden 42,
  65, 153
Meteorismus 207
Metrorrhagie 190
Midlife-Crisis 51

Migräne, hepatogene 109
Milch 68, 86, 160
  Unverträglichkeit von 15
Milchbildung, fehlende 19
Milchsekretion, mangelnde 113
Milzschwellung 44
Minderwertigkeit, Gefühl der 13,
  26
Missbrauch 29, 178
  Getränke, alkoholische 18
  Quecksilbermissbrauch 173
  sexueller 214
Misserfolg 51
Misstrauen 29
Misstrauisch 99
Mitesser 67
Mitralklappenveränderung 206
Mittag 46
Mitternacht 108
  nach 100, 204
  vor 204
Mobbing 37
Mondlicht 35
Moral 133
  lockere 205
Morbus Alzheimer 26
Morbus Basedow 115
Morbus Bechterew 56
Morbus Hodgkin 177
Morbus Menière 209
Morbus Parkinson 54
Morgens 17, 49, 118
Motivationslosigkeit 203
Müdigkeit 104, 109, 202
Müdigkeitssyndrom, chronisch
  131
Multiple Sklerose 17
Mundgeruch
  Knoblauch, nach 166
  schrecklich 125
Mürrisch 105

Musik 31, 52, 98, 132, 190, 206
  Abneigung gegen 216
Muskelkrämpfe 150
Muskelschmerzen 226
Muskelschwäche 96, 170-171
Muttermilch, versiegt 101
Muttermilch/-liebe, fehlende 20
Mykose 167
Myxödem 211

N

Nabelnässen 11
Nachmittags 38
Nachtragend 16
Nachts 52, 121, 160, 204
Nackensteifigkeit 101, 185
Nackenverspannung, durch 56
Nagelbettentzündung 206
Narben 120
Narbenschmerzen 104
Narkotika 162
Nase, verstopfte 142
Nasenbluten 100, 108, 153, 196,
  221
  Husten, durch 100
  Menses statt 108
Nasenlöcher, Empfindung ge-
  schwollener 135
Nasenpolypen 110
Nasenschleimhaut, trockene 142
Nässe 173
Nasswerden 31, 44, 89
Nebel 44
Nebenhöhlenentzündung 142
Nekrophilie 178
Nervenerschöpfung 228
Nervenleiden 70
Nervenschmerzen 44
Nervosität, extreme 209
Nesselsucht 202

Netzhautablösung 171
Neugeborene, verwelkt ausseh-
  ende 15
Neuralgien, Taubheit mit 150
Neurodermitis 101
Niedergeschlagenheit 166
Nierenaufbaumittel 54, 77, 81
Niesen 17, 198
Nymphomanie 116, 205
Nystagmus 17

O

Obst 193
Ödeme 97, 135, 143
  plötzliche 135
Ohnmacht 49, 155, 175-176,
  207
  plötzliche 155
Ohnmachtsanfälle 155
Ohnmachtsschwäche 200
Ohrenklingen 187
Ohrenschmalz 106
  harter 106
  schwarzer 106
Ohrenschmerz 204, 216
Ohrgeräusche 87. Siehe Tinnitus
Opisthotonus 83
Ösophaguskarzinom 106
Osteoporose 123
Otitis media 74
Ovarialzysten 164
Ovarien 46

P

Panaritium 34, 64, 182-183
Panik 220
Papierrascheln, empfindlich gegen
  107
Parasiten 131
Passivität 161

Perfektion 13
Periodizität 44, 118, 138, 206
Peritonsillarabszess 118
Pestizidbelastung 113
Pflichtbewusstsein 158
Pflichtgefühl, starkes 67
Pflockgefühl, Körperteilen in 29
Pilz 35
Platzen, Gefühl von 110
Plazentaretention 190, 197
Pneumonie 106
Pollutionen, nächtliche 216
Polypen 111
Prämenstruelles Syndrom 19, 56, 150
Priapismus 226
Prostatahypertrophie 168
Prüfung, vor einer 15
Prüfungsangst 16, 18
Prügel, Folgen von 108
Pruritus 167, 206
Pruritus vulvae 218
Pseudoplethora 107
Psoriasis 133, 224
Psychose 209
Puls
    aussetzend 92
    beschleunigt 92
    langsam 97
    schnell, unverhältnismäßig 182
    schwach 92
    unregelmäßig 92
Pulsieren, Augenbrauenmuskulatur, der 85
Pupillen
    erweiterte 19
    erweitert und/oder verengt 17
Pyelitis 129
Pylorusstenose 15

Q
Querschnittslähmung 161
Quetschungen 46, 188

R
Rache 28
Rachen, dunkelrot 172
Rachsucht 28
Rachsüchtig 16
Radieschenunverträglichkeit 150
Radioaktivität 177
Rasen 17
Rasieren, nach dem 76
Rasseln, Brust, in der 198
Rauchen 44, 138, 158, 209
Raucherhals 74
Raum
    dunklen, in einem 62
    warmer 122
Räume
    frisch gestrichene 208
    geschlossene 147
    warme 129
Räuspern, Hochräuspern, Schleim, reichlich zähen 198
Räusperzwang 67, 109
Rausstrecken, Zunge der 63
Reaktionen, allergische 39
Reaktion, seelische, Mangel an 161
Reaktionsfähigkeit 224
Reaktionsmangel 76, 125, 161, 206
Rechthaberei 107
Rechts-links-Unsicherheit 133
Reden, Abneigung gegen 116
Redseligkeit 170
Reflexe, verminderte 96

Regeneration, Darmflora der 11
Reiben 188, 213
 Teile, befallener 206
Reife, Mangel an 64
Reimen 16
Reizbar 141
Reizbarkeit 10, 22, 35, 49, 69,
 77, 139
Reizblase, Menses, vor der 180
Rekonvaleszenz 11
Resignation 24
Reue, schnelle, Zorn, nach 151
Rhagaden 25
Rheuma 10, 52, 88-89, 108,
 118, 185
 akutes 118
 plötzliches 110
Rheumatismus 11, 23, 88-89,
 108, 110, 119, 217
 plötzlicher 110
Rheuma und Artritis, akute 118
Ringelröte 61
Risse
 Fingerspitzen, der 166
 Nasenlöcher, der 166
Röntgenbelastung 201
Röntgenstrahlung 225
Röntgenstrahlung, Folgen von
 224
Rückenlage 188
Rückenschmerz 104, 188
Rückfallfieber 147
Rückwärtsbeugen 150
Ruhe 21, 36, 81, 92, 173, 193,
 198, 209, 211
Ruhelos 178
Ruhelosigkeit 37, 104, 196, 205-
 206
 Hände, der 206

S
Sadismus 178
Salz, Verlangen, nach 194
Salziges
 Abneigung gegen 90
 Verlangen nach 90
Samenerguss
 nächtlicher 218
 schmerzhafter 206
Sand, Augen, in den 116
Sandkörner, Gefühl von, unter der
 Haut 87
Sarkasmus 196
Säuglinge 11
Saures, Verlangen nach 90
Scham 107
Scharlach 38, 168, 194, 207
 Folgen von 168
Schaukeln 59, 85
Schaum, Mund, vor dem 145
Schilddrüsenfehlfunktion 211
Schilddrüsenüberfunktion 121
Schilddrüsenunterfunktion 115
Schilddrüsenvergrößerung 115,
 177
Schimpfen 90
Schizophrenie 29
Schlaf 193
 aus dem 65
 im 97
 nach 208
 während des 202
Schlafen 38
Schlafkrankheit 161
Schlaflosigkeit 13, 42, 54, 87
Schlafsucht 13
Schlaf, während 86
Schlag 46
Schlaganfall 49-50
Schlangenbiss 216

Schleim, klebriger 129
Schleimabsonderung, starke,
    Choanen, der 90
Schleimansammlung 198
Schleimhäute
    blutende 207
    trockene 204
Schleudertrauma 83, 209
Schließen, Augen, der 210
Schlucken 173
    Flüssigkeiten, kann keine 145
Schluckzwang 109
Schmerzempfindlichkeit 155
Schmerzen 10, 90, 107, 111,
    118, 138, 169
    akuter 50
    Augenbrauen, über den 216
    Augen, der 188
    beißender 168
    brennender 34, 145
    Därme, der 207
    Fehlen von 36
    Fußsohle der 104
    Handgelenk, rechtem, im 216
    Harnröhre, entlang der 72
    Musculus deltoideus im 216
    Ovarien der 46
    Ovar, im rechten 164
    plötzlicher 56
    Schulterblatt, rechten, unter
        dem 77
    Schultern bis in die Fingerspit-
        zen, von den 139
    stechender 50, 56, 111
    Stillen, beim 172
    Wundschmerz 182
Schmerzensschrei 8
Schmerzunempfindlichkeit 138,
    162
Schniefen, Neugeborenen, bei
    192

Schnittwunden 120
Schnupfen 101, 142, 192
    chronischer 192
    Fließschnupfen 142
    Stockschnupfen 142, 192-193
Schock 104, 150, 161-162, 214
    anaphylaktischer 214
    seelischer 162
Schockzustand 155
Schokolade 80
Schonung 92
Schorfbildung 142
Schorfe, Nasenwänden, an den
    141
Schreck 13, 97, 104, 151, 155,
    161-162, 192
    wie durch 60
Schreien 17, 33
Schüchternheit 26, 133
Schuhe, sammelt teure 79
Schuld 133
    sucht sie bei anderen 101
Schuldgefühle 158
    Familie, bezüglich der 133
    massive 133
Schulkinder 158
Schulterschmerz 107
Schuppenflechte 158
Schwäche 10, 75, 116, 126, 188
    extreme 75
    geistige 10
    große 75
    Händen, in den 83
    Magen, im, nach Schreck 151
    nervöse 159
Schwächegefühl 204
Schwachsinn 63
Schwangerschaft
    in der 153
    nach der 56
Scheinschwangerschaft 173

Schwarzschimmel 47
Schwefeldampf 224
Schweigsam 178
Schweinefleisch 89
Schweiß 108, 191, 198
  Achselschweiß, stinkender 167
  erschöpfender 191
  reichlich 192
Schweißbildung 228
  starker 192
  viel 192
Schweißausbruch 206
Schwellung 10, 34, 172
  Gelenke, der 185
  Glieder, der 220
  Hals, schwillt zu 221
Hodenschwellung 185
  ödematöse 38, 214
  Ovarien, der 46
  schmerzhafte 38
Schwere, Armen, in den 96
Schwerhörig 106
Schwerhörigkeit 187
Schwermut 56
Schwindel 22, 31, 92, 116, 158,
  215
Schwindsucht 191
Schwitzen 93
  Achseln, unter den 121
Schwüle 150
Sedierung, Gefühl von 104
Seekrankheit 167
Seelenruhe 131
Sehen, unscharfes 166
Sehnen, wunde 188
Sehnenknötchen 189
Sehnenkontraktion 118
Sehnsucht, Vergangenheit, nach
  75
Sehschwäche, Sonnenlicht im 62
Sehunfähigkeit 198

Seite
  linke 27, 29
  linken, auf der 208
  rechte 62, 207
  rechts, von, nach links 29
  wechselnd 29
Sekret
  dickes, schleimiges 142
  dünnflüssiges 142
Selbstbewusstsein 163
Selbstfindung 40
Selbstkontrolle 13
  höchste 12
Selbstmitleid 95
Selbstmord 52
  Denken, an 195
  Ertrinken, durch 99
Selbstverachtung 19
Selbstverletzung 17
Selbstvertrauen, Mangel an 13,
  26, 28, 134
Selbstzerstörung 205, 221
Senilität 27
Seufzen 125, 171
Sex 176
  heftiger 163
  nach/während 63
Sexualität 63, 178, 202-203
  schwierige 178
  starke 31, 64
  zwanghafte 149
Sexualverlangen, übersteigertes 116
Sexuelle Exzesse 19
Sexuelles Verlangen
  fehlt 19
  Unterdrückung des 19
Sex, Verlangen nach 202
Singen 46, 100
Sinken, Gefühl des 125
Sinusitis 141. Siehe Nebenhöhlen-
  nentzündung

Sitzen 180, 228
  aufrechtes 98, 140
  Bett, im 193
  im 219
Skleren, schmutziggelbe 77
Sklerodermie 128
Skorpionbiss 30
  nach 32
Sodbrennen 75
Sommer 15, 44, 167
Somnambulismus 143
Sonne 15, 200
Sonnen 200
Sonnenallergie 200-201
Sonnenaufgang 52
Sonnenbestrahlung 200, 225
Sonnenbestrahlung, Folgen von 36
Sonnenbrand 213
Sonnenlicht 62
Sonnenstich 147, 200
Sonnenstichfolgen 17
Sonnenuntergang 52
Sonnenwärme 64
Soor 59
Sorgen 20
Souveränität 37
Spannungsgefühl, Bauch, im 109
Spannungszustände, extreme 138
Spasmen 83, 93, 106, 138
  Organe, inneren, der 106
Speichel, zähflüssiger, fadenzie-
  hender 145
Speichelfluss 93, 202
  starker 31
Speisen
  Abneigung gegen, trotz Hunger
    129
  fette 76
  liebt 57
  pürierte 57
Spermium 202

Spinnwebengefühl
  Gesicht, im 44
  Haut, auf der 59
Splitter, Gefühl eines, Daumennä-
  geln unter den 127
Sprache
  babyhaft 211
  ordinäre 28
  stotternde, stockende 221
  unverständlich 63
Sprachstörung 140
Sprechen 46
  beim 100
  langsames 211
  Verstorbenen, mit 67
Sprue 112
Staroperation 199
Staub, Gefühl von, in den Augen 13
Stechen 74, 214
  Rektum, im 74
Stehen 150
Steifigkeit, Gelenke, der 185
Stellungswechsel 183
Sterilität 19, 224
Stiche
  Brust, in der 59
  Fußsohle, in der 59
Stichwunden 182
Stillliegen, kann nicht 138
Stillzeit 19
Stimmritzenkrampf 192
Stimmung, traurige 186
Stimmungsschwankungen 143
Stimmungswechsel 44
Stimmverlust 87
Stimulanzien 158
  Verlangen nach 21
Stimulation
  leichte 17
  sucht nach 80
Stockschnupfen 142, 192

Stolz, verletzter 116, 164
Stottern 72
Strabismus, konvergierender 83
Strahlenbelastung 225
Strahlenfolgen 222
Strahlenschäden 222
Strahlentherapie 201
Strahlungsschäden 225
Strahlungswärme 36
Streitlust 37
Streitsucht 151
Streitsüchtig 101, 198
Struma 109, 115, 121, 211
  nicht- toxisches 115
Stuhl
  entfärbter 98
  Wasser, grünes, schaumiges,
    wie 116
Stuhldrang 116
Stuhlgang
  nach 116
  nach dem 60
Sturz, nach 153
Subikterus 21
Suche, Liebe, nach 79
Sucht 20
  Drogensucht 220
  Kontrollsucht 137
Suchtüberwindung 40
Suizid 51, 53, 157
Süß, Verlangen nach 203
Symptome
  diagonal erscheinend 17
  kreuzweise 27
  kreuzweise auftretende 29
  links oben nach rechts unten 29
  links unten 27
  rechts oben 27
  Wechsel zwischen körperlichen
    und seelischen 104
Syphilis 119

T

Tabak 71, 150
Tachykardie 155
Tadel 52
Tadelt 129
Tagsüber 132
Tanzen 31, 206
Taubheit 150
  Arm, des linken 65
  Stimmen, für 216
Teilnahmslosigkeit 141
Temperament, hitziges 166
Temperaturextreme 91
Tetanus 83
Theoretisieren 70
Thromboembolie, zerebrale 62
Thrombophlebitis 221
Tiere 14
  hat viele 14
  redet mit 14
Tierliebe, pathologische 15
Tinnitus 65, 129, 159, 187
Todesahnung 19
Todesfaszination 16
Todesgedanken 179
Tollwutverdacht 146
Tonsillitis 118, 221
  akute, eitrige 118
Trauer 104
Trauma 35, 43, 149, 176, 210,
  222
  Abspaltung des 104
Traumamittel 178
Traumata
  Folgen von 16, 29, 176, 178,
    222
Traumatisierung 31
  frühkindliche 13
Träume
  Auto- und Unfällen, von 216

blind, er sei 171
Engeln gefallen, von 176
Fallen, vom 105
Penis, abgeschnittenem von
    179
Sexualdelikten, von 121
Wesen, die halb Mensch halb
    Tier sind, von 176
Traurigkeit 37
Tremor 17
Treppensteigen 72
Trinken 100, 117, 228
Trockenheit
    gewöhnlich feuchter innerer
        Teile 72
    Schleimhäute, der 47
    Teile, gewöhnlich feuchter 198
Trommelschlägelfinger 139
Trost, sucht nach 79
Tuberkulose 99
Tumore 172, 195
    steinharte 195
Tunnelblick 31
Turbulenzen 60
Typhus 147

U

Übelkeit 72, 81, 108, 135
Überaktivität 108
Überanstrengung 153, 188
Überarbeitung 228
Überbeweglichkeit 56
Überempfindlichkeit 42
Überessen 35
Überforderung 69, 214
Übergewicht 115
Überhitzung 68
Umdrehen 207
Umhergehen 102
Umschläge

heiße, erträgt keine 150
kalte 34
warme 34
Unbarmherzigkeit 28
Unbeweglichkeit 104
Unempfindlichkeit 79
Sinne, aller 145
Unentschlossenheit 157
Unfälle, Beinahe-Unfälle 133
Unfruchtbarkeit 19, 79
Ungeduld 22
Unglück, Gefühl, verfolgt von
    127
Unnahbarkeit 13
Unruhe 104, 110, 228
    extreme 138
Unterdrückung
    Absonderungen, von 11
    Ausscheidungen, von 94
    Entzündungen, von 94
    Schweiß, von 94
Unterkühlung 183
Unterleibschmerzen 202
Unwetter 185
Unzufriedenheit 56
Urethritis 97
Urin
    Bier, wie 77
    Geruch, Katzenurin, wie 218
    Kaffeesatz-Urin 125
Urinieren 169, 228
    beim 168
    Drang, unwiderstehlicher zu
        169
    häufiges 46, 207
Urtikaria 35, 101, 213
Uterusbeschwerden 196
Uteruskarzinom 106
Uterusoperation 168
Uterusprolaps 108, 164

V

Vaginismus 65
Varikosis 24
Varizen 153
Vaterthema 51
Veitstanz 16
Venenstauung 109
Verachtet, fühlt sich 127
Verbrechen 133
Verbrennungen 213
Verbrühungen 213
Verdauungsbeschwerden 77
Verdauungsschwäche 23, 75
Verdauungsstörung 15, 88
Verfärbung, schwarze 34
Verfolgt, fühlt sich 28
Vergessen, Wort, das sie sagen
    wollte 62
Vergesslichkeit 129
Vergiftung 17
Verhaltensstörungen 93
Verhärtung 54
    Drüsen, der 172
    Hodenverhärtung 185
Verheben 153
Verlassen, Gefühl von 127
Verletzung 153, 162-163
    Gefühle, der 53
    Glieder, der 188
    Wirbelsäule, der 188
Verrenkung 83, 189
Versagensangst 214
Verstauchung 188
Versteifung 56
Verstopfung 25, 27, 77, 79, 115-
    116, 155, 161-162, 183
    chronische 161-162
    Gefühl von 110
    hartnäckige 115
    Nase, in der 110

Vertrauen, mangelndes 45
Verwirrung 17, 214
Verzweiflung 51, 177, 188
Vibrieren, Körper, am ganzen 209
Vollmond 46, 143
    bei 144
    Tag davor 143
    vor 143
Vorbeugen, Körpers, des 89
Vorhofflimmern 97

W

Wachsen
    nach innen 60
    Wimpern 60
Wachstumsschmerz 118
Wahnidee 163
Wahnsinn 131
Wange, blasse 85
Wärme 15, 38, 54, 56, 89, 111,
    173, 209
    bei 101
    feuchte 36
    künstliche 91
Warzen 50, 63
    Dornwarzen 35
Waschen 213
    kaltes 151
Wasser 151
    kaltes 170
    verdorbenes, schlechtes 183
Wasserbläschen 34
Wassereinlagerungen, Beinen, in
    den 92
Wassersucht 89, 192, 207, 211
Watte, gepackt, wie in 133
Wechselfieber 182
Wechseljahrbeschwerden 19
Weichselzopf 59
Wein 87, 98, 153, 228
    saurer 118

Weinen 13, 49, 104, 192
Werfen
    Medikamenten, mit 129
    Speisen, mit 129
Wespenstich 214
Wetter
    feuchtes 213
    heißes 112
    kaltes, nasses 188
    nasses 106
    nasskaltes 183
    Schneefall, vor 111
    Schneewetter 213
    trockenes 167, 173
    warmes 122, 209
    warmes, trockenes 102
Wetterumschwung 173
Wetterwechsel 78, 101-102, 151
Widerspruch 49, 52
Willen, aufzwingen, will anderen
    seinen 101
Willenskraft, fehlende 157
Wind 185
    trockener 129
    trockener, kalter 204
Windabgang 84
Windeldermatitis 167
Windpocken 36, 152
Winter 52, 166-167
    Winterluft 167
Wirbelsäulenverletzung 83
Wochenbettfieber 182
Wolfshunger 107
Workaholic 13, 51
Worten, sucht nach 62
Wörter, benutzt falsche 62
Wundheilung, langsame 167,
    224
Wundinfektion 120
Wundschmerz 188
Wundsein 214

Würgen 100, 145
    heftiges 83
Wurmbefall 86
Würmer 10, 23, 35, 86, 195, 216
    Gefühl von, unter der Haut 87
Wurmsyndrom 160
Wut 17, 24, 33, 69
    angefasst, wenn 209
    blinde, grenzenlose, tierische
        220
    Zerstörungswut, cholerische
        180
    Zerstörungswut, gezielte 209

Z

Zahnen 172
Zahnschmerzen 108
Zahnwurzelabszess 182
Zappelfinger 133
Zeckenbiss, Folgen eines 61
Zeit
    11.00 Uhr 66
    23.00 Uhr 66
    gleichen, zur 66
    Mittag, 12.00 Uhr 46
    Mitternacht um 70
    Morgens, 2.00 Uhr 96
    Morgens, 3.00-4.00 Uhr 15
    Nachmittags, 13.00 Uhr 116
    Nachts, 2.00 Uhr 96
Zellstoffwechsel 224
Zerrung 188
Zerschlagenheitsgefühl 182, 188
Zimmer
    warmen, im 92
    warmes 64
Zittern 133, 228
Zittrigkeit 133
Zorn 54, 63, 94, 215
    unterdrückter 69
    Widerspruch, durch 49

Zucken 17
Gesichtsmuskelzuckung 17
konvulsives 228
Lider, der 153
Muskelzucken 228
Stirnmuskeln, der 153
Zucker 159-160
Zuckungen 21, 44
Zudecken 91, 197
Zugluft 68, 116
Zunge
dicke, gelb belegte 77
glatt 207
Papillen, ohne 207
Rand, rotem, mit 77
rot, glänzend 207
rot lackiert, wie 207
Verfärbung, der 106
Zahneindrücken, mit 77

Zungenbelag, weißer 69
Zusammenfahren, Geräusch, bei
jedem 227
Zusammenziehen, Schulterblät-
tern, zwischen den 118
Zwang 52
Zwerchfelllähmung 155
Zwielicht, im 140
Zyanose 97, 106, 139-140, 158
Neugeborene 139, 158
Zystitis 72. Siehe Blasenentzün-
dung
chronische 129

Impressum

Ruth Raspe
Homöopathische Eselsbrücken - Band 2
Homöopathie in Merksätzen

ISBN 978-3-95582-033-6

1. Auflage 2014
2. Auflage 2016
© 2014 Narayana Verlag GmbH

Blumenplatz 2, 79400 Kandern, Tel.: +49 7626 974970-0
E-Mail: info@narayana-verlag.de, Homepage: www.narayana-verlag.de

Coverabbildung © Chastity - Fotolia.com; 3drenderings - Fotolia.com

Layout/Satz: Narayana Verlag

Ruth Raspe
Homöopathische Eselsbrücken
Homöopathie in Merksätzen

Band 1 wurde bereits auch als Ebook mit großem Erfolg beim Narayana Verlag und Amazon Kindle veröffentlicht.

Versionen: Ebook-PDF, Epub oder Kindle € 6,34

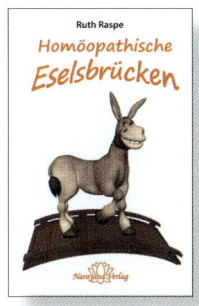

Band 1

Das Buch:176 Seiten, geb. , € 9,80

Homöopathie einmal anders. In gängigen Lernsprüchen bringt uns die Heilpraktikerin Ruth Raspe über 80 der wichtigsten homöopathischen Mittel nahe.

Ob Aconitum „Schreck lass nach", Arsenicum album „Preußische Werte", Calcium carbonicum „Barockengel", Gelsemium „Häschen in der Grube" oder Gnaphalium „Mich hat die Hexe angeschossen" – humorvoll und kurzweilig prägen sich die Mittelbilder ein und sind einfach wiederzuerkennen.

Homöopathische Eselsbrücken – Band 2
Homöopathie in Merksätzen

Band 2 Nach dem überwältigenden Erfolg des ersten Bandes folgen nun weitere 120 homöopathische Mittel – nach bewährtem Konzept beschrieben.

Versionen: Ebook-PDF, Epub oder Kindle € 12,90

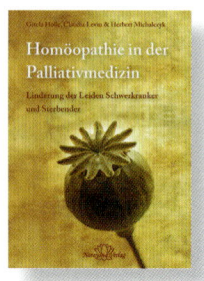

Gisela Holle, Claudia Levin, Herbert Michalczyk
Homöopathie in der Palliativmedizin

Linderung der Leiden Schwerkranker und Sterbender

248 Seiten, geb., € 29,-

Dieses Werk ist ein Meilenstein in der ergänzenden homöopathischen Behandlung von Schwerkranken und Sterbenden. Die Heilpraktikerin Gisela Holle und die beiden Ärzte Claudia Levin und Herbert Michalczyk verfügen über langjährige Erfahrung im Hospizdienst und der Palliativmedizin und vermitteln praxisnah und verständlich die wichtigsten Grundlagen dieses immer mehr an Bedeutung gewinnenden Gebiets.

Schritt für Schritt werden die Besonderheiten der homöopathischen Therapie in der Palliativmedizin erklärt. So ist die Fallaufnahme oft mehr ein Beobachten als ein Befragen. Der Therapeut muss hier für auffällige Symptome geschult sein.

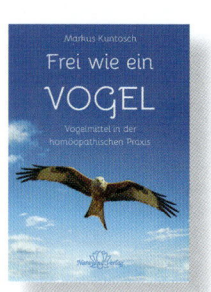

Markus Kuntosch
Frei wie ein Vogel

Vogelmittel in der Homöopathie

248 Seiten, geb., € 34,-

Vogelmittel haben in den letzten Jahren wie kaum eine andere Mittelgruppe die moderne homöopathische Praxis im Fluge erobert.

Es sind Mittel unserer Zeit und sie sind angezeigt bei Menschen, die einerseits wie die Lanthanide nach Freiheit und Selbstverwirklichung streben, andererseits aber eine hohes Pflichtgefühl gegenüber ihrer Familie aufweisen. Sie neigen dazu, sich in dieser Aufgabe aufzuopfern und fühlen sich dann in ihren weltlichen Pflichten zu sehr eingespannt, eingeschränkt oder eingesperrt. Körperlich äußert sich dies meist über hartnäckige Verspannungszustände im Nacken-, Schulter- und Brustbereich gepaart mit einer inneren Angespanntheit und Unruhe.

Homöopathische Mittel aus der Welt der Vögel können diesen Patienten helfen ihre verlorene Leichtigkeit und Unbeschwertheit zurück zu gewinnen. Wenn man Probleme aus der Vogelperspektive wie aus der Ferne überblickt verlieren sie an Schwere und Heftigkeit.

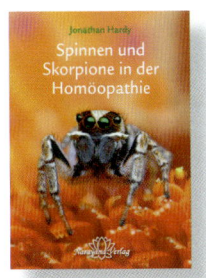

Jonathan Hardy

Spinnen und Skorpione in der Homöopathie

216 Seiten, geb., € 34,-

Spinnenmittel lieben Sticheleien bis zu Grausamkeiten, sie täuschen, sind voller Unruhe und Unsicherheit und leiden häufig an Koordinationsproblemen. Jonathan Hardy ist einer der erfahrensten homöopathischen Ärzte Englands und gibt in diesem Werk ein lebendiges Porträt dieser schillernden Mittelgruppe.

Er präsentiert allgemeine Themen und führt eindeutige Unterscheidungsmerkmale für alte und neue Spinnen- und Skorpionmittel an.

Eindrückliche Fallbeispiele zeigen deren Effektivität bei Verhaltensstörungen und ADHS, Dyslexie, Erschöpfung, Depressionen und Schlaflosigkeit. Aus seiner großen Erfahrung schöpfend, erläutert Hardy viele einmalige Details dieser Mittel, die man sonst nirgendwo findet.

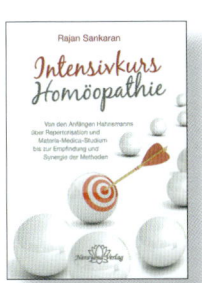

Rajan Sankaran

Intensivkurs Homöopathie

Von den Anfängen Hahnemanns über Repertorisation und Materia-Medica-Studium bis zur Empfindung und Synergie der Methoden

520 Seiten, geb., € 95,-

Rajan Sankaran ist einer der führenden Homöopathen weltweit. In seinem neuen Werk schlägt er eine Brücke zwischen den alten homöopathischen Meistern und der von ihm entwickelten Empfindungsmethode.

Das Werk gibt eine umfassende Einführung in die homöopathische Methode. Rajan Sankaran erläutert zusammen mit seinen Kollegen die Anfänge der Homöopathie über Samuel Hahnemann, das Ähnlichkeitsgesetz und die Arzneimittelprüfungen. Betont werden auch die Beiträge klassischer Meister wie Bönninghausen, Boger und Phatak, die die Homöopathie damit im weiteren Verlauf entscheidend geprägt haben.

Viele Beispielfälle verdeutlichen, wie wesentliche Aspekte der verschiedenen Ansätze in das Lösen eines Falles einfließen und so zur Synergie der Methoden beitragen. Das Werk basiert auf der erfolgreichen Webinar-Serie Sankarans und wirkt dadurch lebendig und kurzweilig.

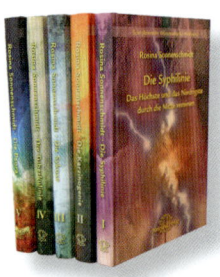

Rosina Sonnenschmidt
Set der Schriftenreihe Miasmatische Heilkunst

Das Set kostet bis zum Erscheinen aller 5 Bände statt
5 x € 29,- = € 145,- nur 5 x € 27,- = € 135,-
(danach € 157,- statt € 170,-).

In der neuen Schriftenreihe „Miasmatische Heilkunst" steht die praktische Umsetzung miasmatischer Erkenntnisse in den Praxisalltag im Zentrum. Bei jedem der 5 Bände steht jeweils ein Miasma im Vordergrund.

Was sind seine kollektiven und individuellen Charakteristika, welche Körperzeichen sind typisch? Welche Krankheiten und Pathologien gehören zu welcher miasmatischen Schicht? Welche Therapien haben sich in einem ganzheitlichen Behandlungskonzept bewährt? Welche homöopathischen Arzneien dringen an die miasmatische Wurzel, stärken ein Organsystem und die Konstitution des Patienten? Wie erkennt man die Logik des Krankwerdens und die Logik des Heilwerdens?

Band 1: Die Syphilinie - Das Höchste und Niedrigste durch die Mitte vereinen

Band 2: Die Karzinogenie – Den schöpferischen Selbstausdruck zulassen

Band 3: Die Sykose – Die Mitte finden und bewahren

Band 4: Die Tuberkulinie – Echtes von Unechtem unterscheiden

Band 5: Die Psora – die Kraft der Beziehungsfähigkeit erlangen

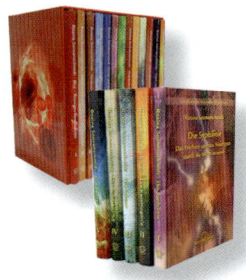

Komplettset der Schriftenreihen Organ-Konflikt-Heilung UND Miasmatische Heilkunst in 17 Bänden

Beide Schriftenreihen zusammen für nur 17 x € 26,-, insgesamt € 442,- bis zum Erscheinen aller Bände (statt € 493,-). Nach Erscheinen aller Bände nur € 529,- (statt € 578,-)

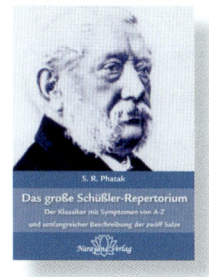

S. R. Phatak

Das große Schüßler-Repertorium

Der Klassiker mit Symptomen von A-Z und einer umfangreichen Beschreibung der zwölf Salze

400 Seiten, geb., € 39,-

Dass der berühmte indische Homöopath S.R. Phatak auch ein Experte in der Anwendung der 12 Schüssler-Salze war, wussten bislang nur wenige. Ebenso wie sein von Homöopathen in aller Welt hochgeschätztes homöopathisches Repertorium, ist auch dieses Buch ein Klassiker.

In seiner Ausführlichkeit und Vollständigkeit ist es wohl unübertroffen, und die überarbeitete und dem ursprünglichen Repertorium hinzugefügte Materia Medica entpuppt sich als eine wahre Fundgrube von Symptomen bis hin zu ernsten Krankheitsbildern, die erfahrungsgemäß nach Phatak mit diesen 12 Mitteln behandelt und sogar geheilt werden können.

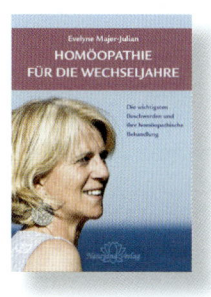

Evelyne Majer-Julian

Homöopathie für die Wechseljahre

Die wichtigsten Beschwerden und ihre homöopathische Behandlung

148 Seiten, geb., € 29,-

Das erste Werk, welches die homöopathische Behandlung von klimakterischen Beschwerden in dieser Tiefe und Ausführlichkeit beschreibt.

Die französische Frauenärztin Dr. Evelyne Majer-Julian, Tochter des bekannten Homöopathen Othon-André Julian, praktiziert bereits seit über 40 Jahren und verfügt über große Erfahrung in der homöopathischen Therapie von typischen Beschwerden in der Menopause sowie auch langfristige Folgen wie Osteoporose, Arteriosklerose und typische Krebserkrankungen in dieser Lebensphase. Außerdem geht die Autorin auf die Hormonersatztherapie ein.

Die Therapieempfehlungen sind sehr detailliert und gehen weit über die üblichen Polychreste hinaus.

Ein umfassendes Werk, welches Therapeuten und Betroffenen gleichmaßen eine wichtige Hilfestellung bietet.

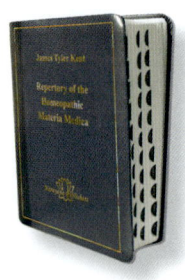

James Tyler Kent
Repertorium der homöopathischen Arzneimittel

1486 Seiten, Taschenbuchausgabe geb., € 65,-

Das vorliegende Werk ist eine originalgetreue Neu-übersetzung des bewährten Klassikers und beinhal-tet im Vergleich zu anderen Übersetzungen keine Zusätze. Die Mittelbezeichnungen wurden aktuali-siert. Das Werk umfasst neben dem Repertorium eine 40-seitige Einfüh-rung in die Repertorisation von Bidwell.

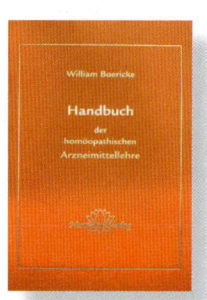

William Boericke
Handbuch der homöopathischen Arzneimittellehre

752 Seiten, geb., € 35,-

Die vorliegende Neuübersetzung ist die preislich günstigste und gleichzeitig umfassendste Boericke-Ausgabe. Sämtliche kleinen Mittel, die Boericke ent-weder im Anhang oder unter anderen Mitteln nur als Querverweise nannte, wurden in dieser Ausgabe alphabetisch integriert und mit einem Sternchen als solche kenntlich gemacht. Damit umfasst der Boericke mehr als 1.200 Mittel. Die kleinen pflanzlichen Mittel wurden außerdem nach neuerer und älterer botani-scher Nomenklatur mit ihrer Familienzugehörigkeit versehen.

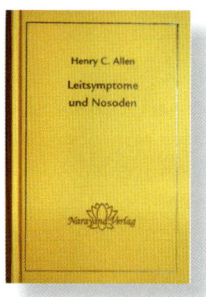

Henry C. Allen
Leitsymptome und Nosoden

520 Seiten, geb., € 25,-

Es gibt viele Versuche, die Leitsymptome von Mit-teln zu finden, doch nur wenigen ist dies so gut geglückt wie H.C. Allen. Mehrere Generationen von homöopathischen Ärzten haben erfolgreich mit die-sem Werk gearbeitet, wie z. B. die Ärzte der renom-mierten Schule von Calcutta. Mit seinem klinisch betonten Ansatz behandelten sie erfolgreich schwerste Krankheiten. Der moderne psychologische Schwerpunkt hat heute zum Teil diesen Ansatz etwas verdrängt, doch die beiden Methoden können sich bestens ergän-zen, wenn man sie kennt und mit ihnen umgehen kann.

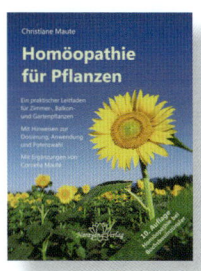

Christiane Maute
Homöopathie für Pflanzen

Ein praktischer Leitfaden für Zimmer-, Balkon- und Garten-pflanzen

Mit Hinweisen zur Dosierung, Anwendung und Potenzwahl. Mit Ergänzungen von Cornelia Maute

192 Seiten, geb., € 24,-

Ein handlicher Ratgeber über die häufigsten Pflanzenerkrankungen, Schädlinge und Verletzungen und deren bewährte homöopathische Behandlung. Christiane Maute ist eine der Vorreiterinnen, die bereits vor zehn Jahren begann, die Nutz- und Zierpflanzen in ihrem Garten homöopathisch zu behandeln.

Die Reaktion der Pflanzen auf die Homöopathie war für sie in vielen Fällen verblüffend. Ob bei Blattflecken-Krankheit der Rosen, Braun-fäule der Tomaten, Feuerbrand an Obstbäumen, Blattläusen, Kräusel-Krankheit, Krebs, Mehltau, Monilia-Fruchtfäule, Schneckenbefall, Sternrußtau oder schwachem Wachstum – Frau Maute erläutert zu den häufigsten Erkrankungen die wichtigsten homöopathischen Mittel. Ein besonders für Hobbygärtner geeigneter Ratgeber, der durch Übersichtlichkeit besticht und auch Nicht-Homöopathen schnell zu begeisterten Anwendern werden lässt.

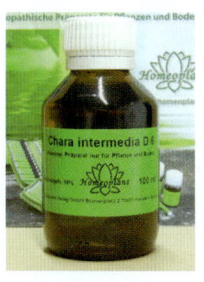

Homeoplant
Helix tosta

Homöopathische Präparate nur für Pflanzen und Boden

Bewährt hat sich ein Angießen der Jungpflanzen mit dem Präparat, am besten schon bei der Anzucht; auf jeden Fall beim Auspflanzen. Dann alle 1-2 Wochen die Pflanzen besprühen oder überbrausen, besonders nach Regenperioden.

Dilution in D6	Erhältlich als:	
30 ml: € 6,90	*Globuli in D6*	*Globuli in C30*
100 ml: € 14,80	1,3 g: € 3,20	1,3 g: € 3,20
300 ml: € 28,-	5,0 g: € 4,50	5,0 g: € 4,50
1 Liter: € 45,-	10,0 g: € 5,90	10,0 g: € 5,90
5 Liter: € 128,-	20,0 g: € 9,50	30,0 g: € 13,50
	50,0 g: € 18,90	50,0 g: € 17,50

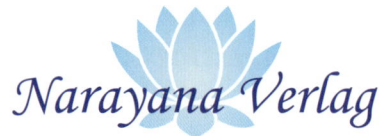

Narayana Verlag

Blumenplatz 2, D-79400 Kandern
Tel: +49 7626-974970-0, Fax: +49 7626-974970-9

info@narayana-verlag.de

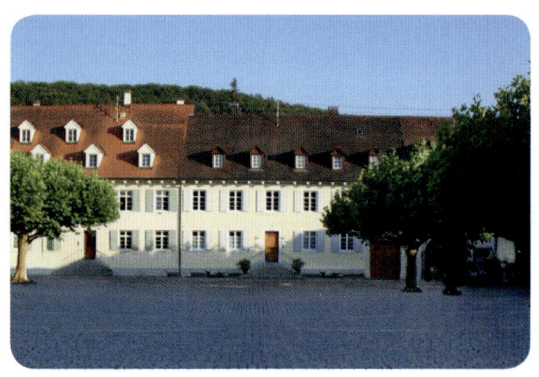

In unserer Online Buchhandlung

www.narayana-verlag.de

führen wir alle deutschen, französischen und englischen
Homöopathie-Bücher sowie ein großes Sortiment an Büchern
über Ayurveda und Naturheilkunde.
Es gibt zu jedem Titel aussagekräftige Leseproben.

Auf der Webseite gibt es ständig Neuigkeiten zu aktuellen Themen,
Studien und Seminaren mit weltweit führenden Homöopathen,
sowie einen Erfahrungsaustausch bei Krankheiten und Epidemien.